U0076342

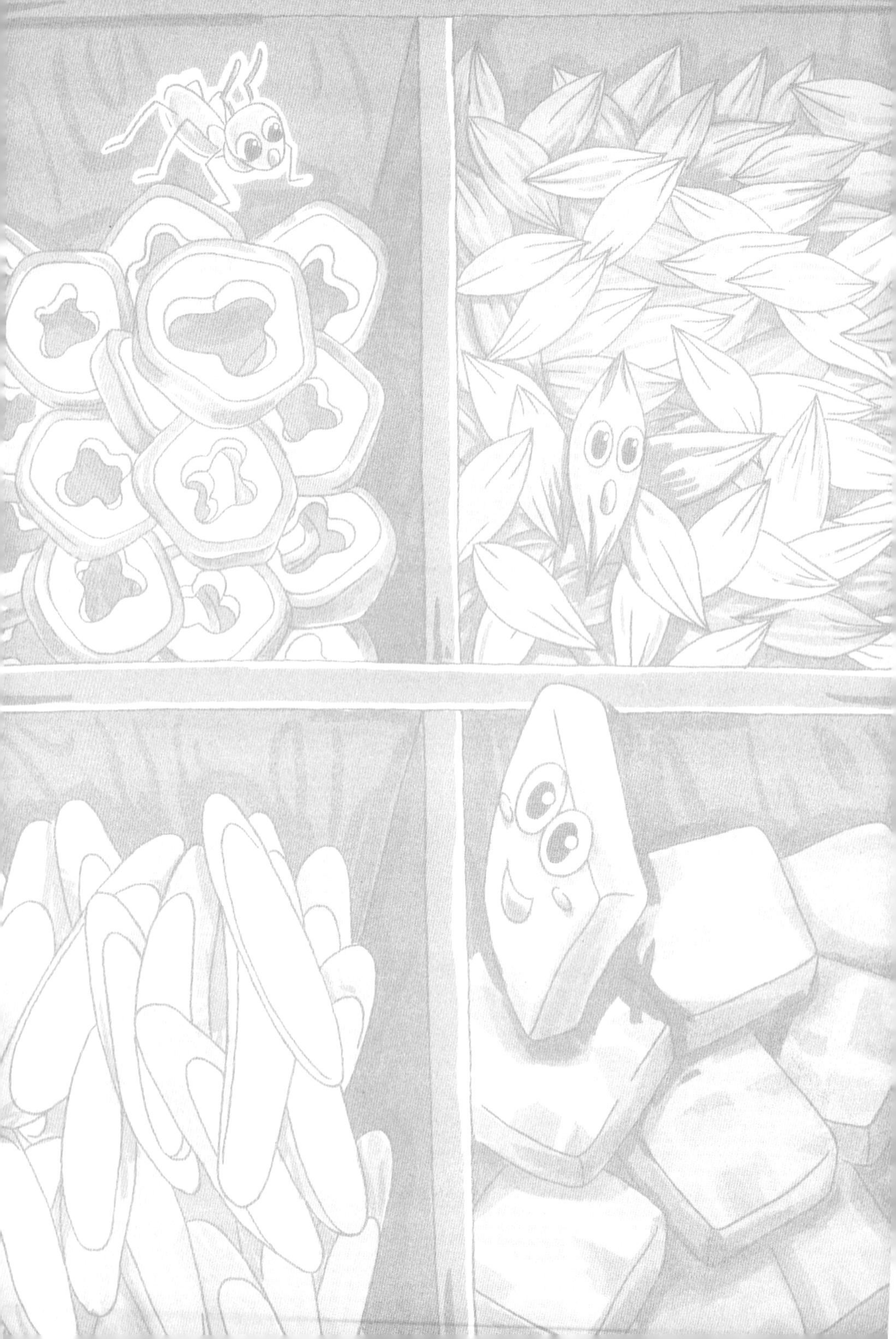

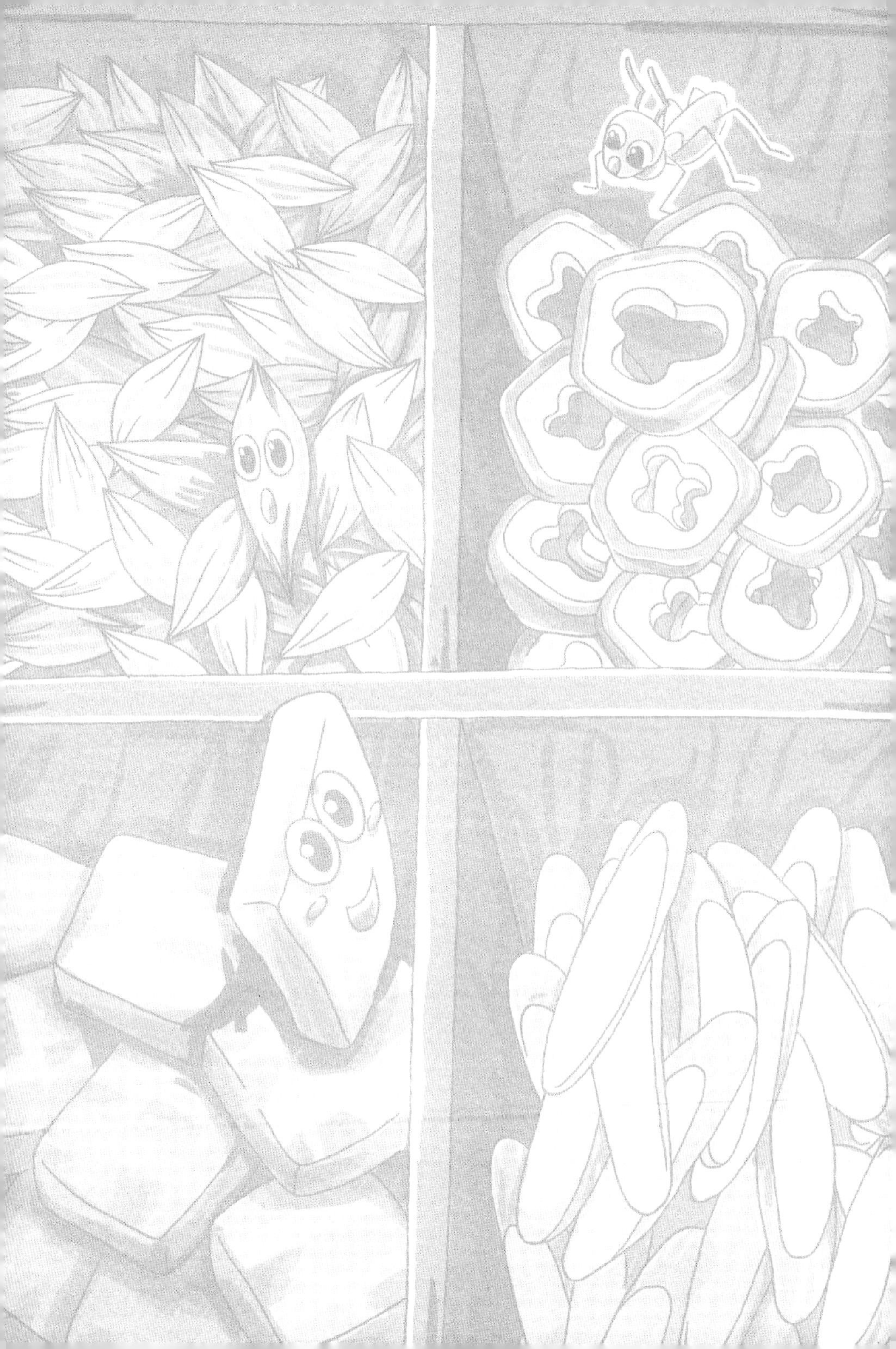

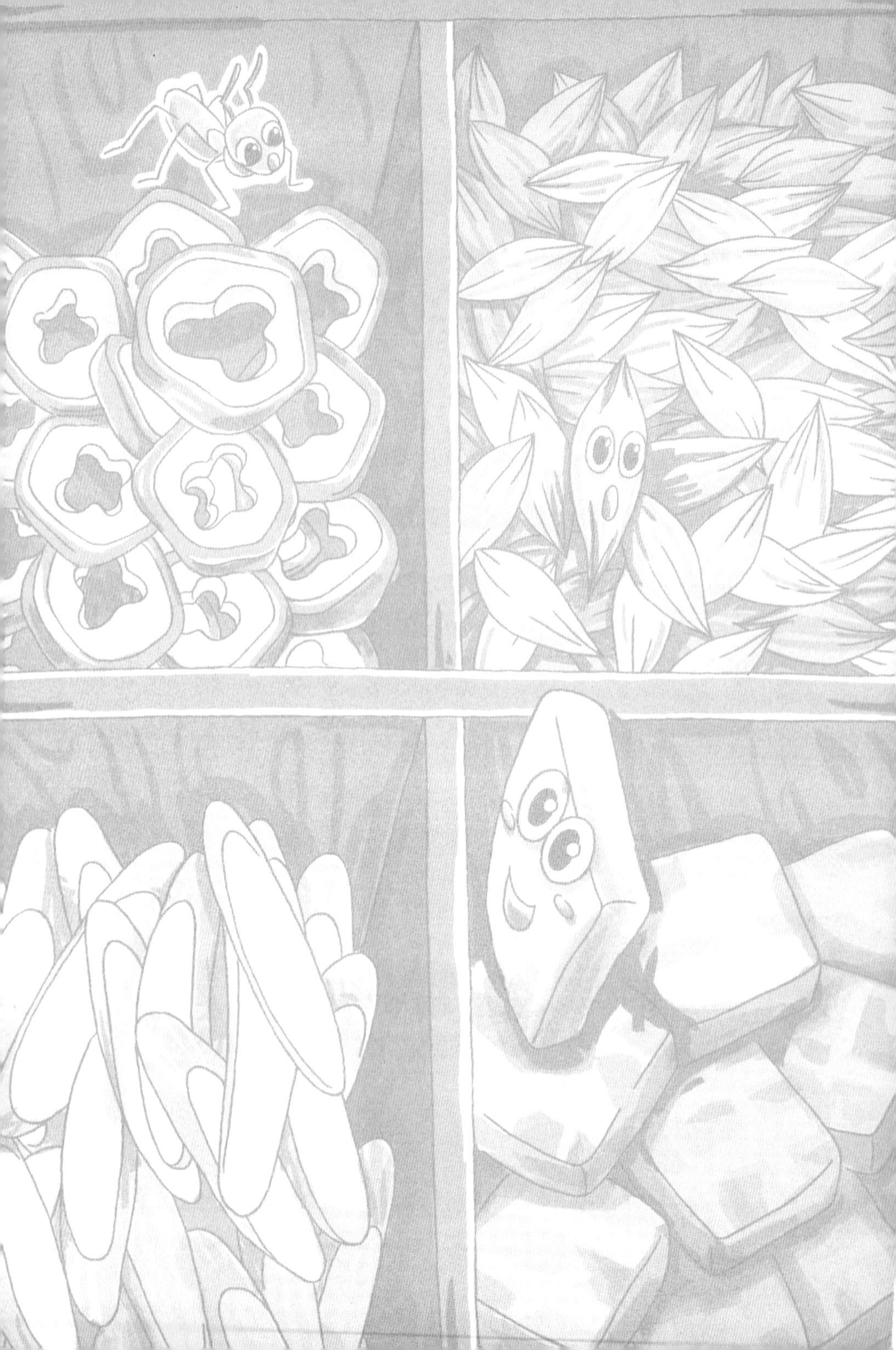

為孩子開醫道門

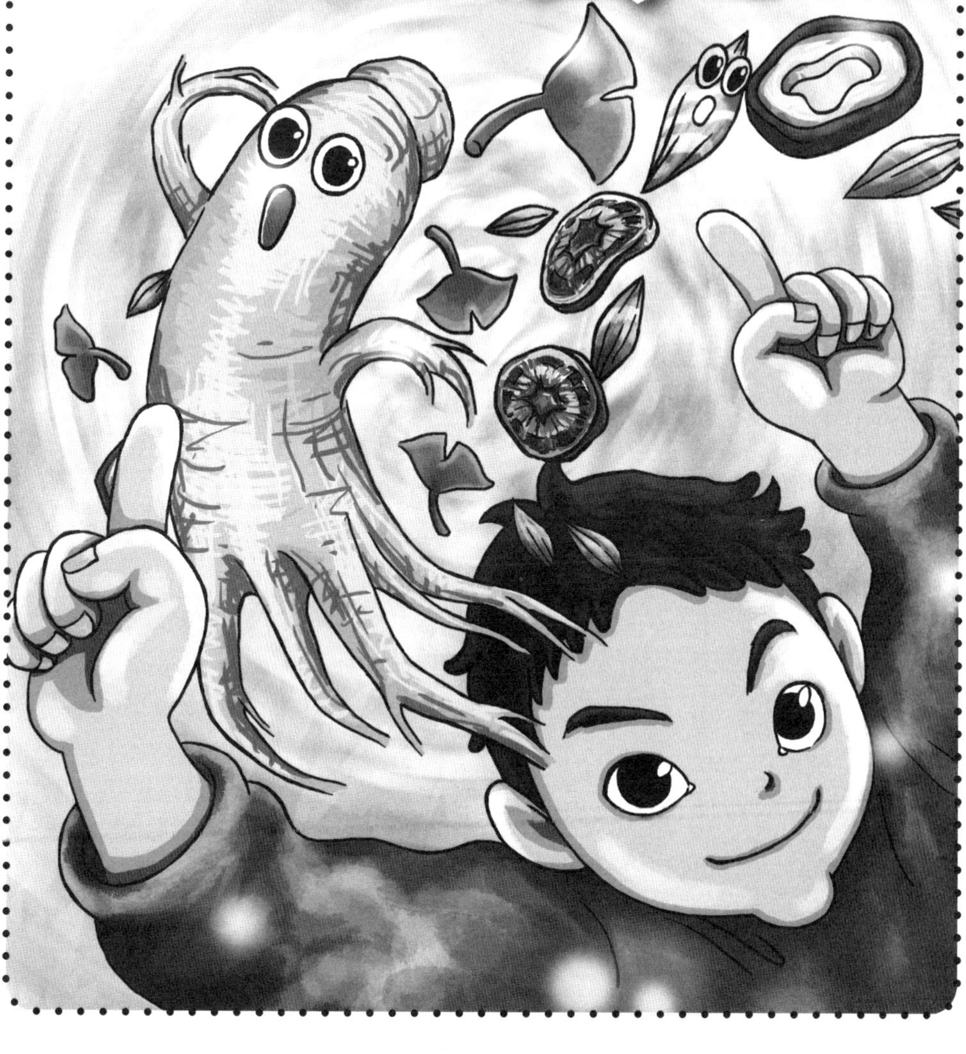

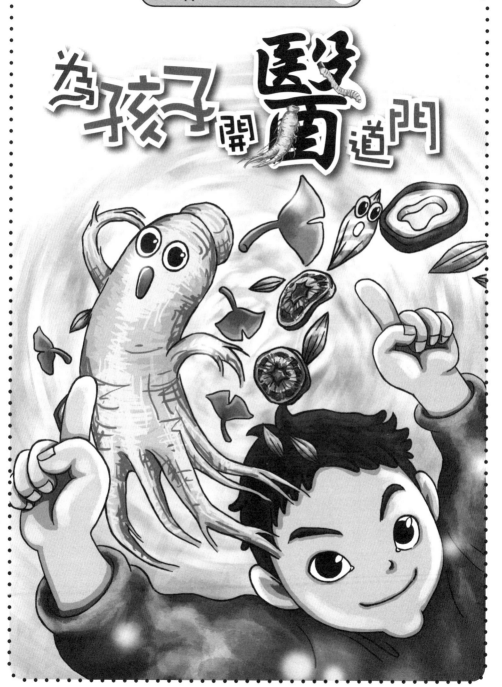

編輯序

當孩子不愛讀書……

慈濟傳播人文志業中心出版部

親師座談會上，一位媽媽感嘆說：「我的孩子其實很聰明，就是不愛讀書，不知道該怎麼辦才好？」另一位媽媽立刻附和，「就是呀！明明玩遊戲時生龍活虎，一叫他讀書就兩眼無神，迷迷糊糊。」

「孩子不愛讀書」，似乎成為許多為人父母者心裡的痛，尤其看到孩子的學業成績落入末段班時，父母更是心急如焚，亟盼速速求得「能讓孩子愛讀書」的錦囊。

當然，讀書不只是為了狹隘的學業成績；而是因為，小朋友若是喜歡閱讀，可以從書本中接觸到更廣闊及多姿多采的世界。

問題是：家長該如何讓小朋友喜歡閱讀呢？

專家告訴我們：孩子最早的學習場所是「家庭」。家庭成員的一言一行，尤其是父母的觀念、態度和作為，就是孩子學習的典範，深深影響孩子的習慣和人格。

因此，當父母抱怨孩子不愛讀書時，是否想過——

「我愛讀書、常讀書嗎？」

「我的家庭有良好的讀書氣氛嗎？」

「我常陪孩子讀書、為孩子講故事嗎？」

雖然讀書是孩子自己的事，但是，要培養孩子的閱讀習慣，並不是將書丟給孩子就行。書沒有界限，大人首先要做好榜樣，陪伴孩子讀書，營造良好的讀書氛圍；而且必須先從他最喜歡的書開始閱讀，才能激發孩子的讀書興趣。

根據研究，最受小朋友喜愛的書，就是「故事書」。而且，孩子需要聽過一千個故事後，才能學會自己看書；換句話說，孩子在上學後才開始閱讀便已嫌遲。

美國前總統柯林頓和夫人希拉蕊，每天在孩子睡覺前，一定會輪流摟著孩子，為孩子讀故事，享受親子一起讀書的樂趣。他們說，他們從小就聽父母說故事、讀故

編輯序

事，那些故事不但有趣，而且很有意義；所以，他們從故事裡得到許多啟發。

希拉蕊更進而發起一項全國的運動，呼籲全美的小兒科醫生，在給兒童的處方中，建議父母「每天為孩子讀故事」。

為了孩子能夠健康、快樂成長，世界上許多國家領袖，也都熱中於「為孩子說故事」。

其實，自有人類語言產生後，就有「故事」流傳，述說著人類的經驗和歷史。

故事反映生活，提供無限的思考空間；對於生活經驗有限的小朋友而言，通過故事可以豐富他們的生活體驗。一則一則故事的累積就是生活智慧的累積，可以幫助孩子對生活經驗進行整理和反省。

透過他人及不同世界的故事，還可以幫助孩子瞭解自己、瞭解世界以及個人與世界之間的關係，更進一步去思索「我是誰」以及生命中各種事物的意義所在。

所以，有故事伴隨長大的孩子，想像力豐富，親子關係良好，比較懂得獨立思考，不易受外在環境的不良影響。

許許多多例證和科學研究，都肯定故事對於孩子的心智成長、語言發展和人際關係，具有既深且廣的正面影響。

為了讓現代的父母，在忙碌之餘，也能夠輕鬆與孩子們分享故事，我們特別編撰了「故事home」一系列有意義的小故事；其中有生活的真實故事，也有寓言故事；有感性，也有知性。預計每兩個月出版一本，希望孩子們能夠藉著聆聽父母的分享或自己閱讀，感受不同的生命經驗。

從現在開始，只要您堅持每天不管多忙，都要撥出十五分鐘，摟著孩子，為孩子讀一個故事，或是和孩子一起閱讀、一起討論，孩子就會不知不覺走入書的世界，探索書中的寶藏。

親愛的家長，孩子的成長不能等待；在孩子的生命成長歷程中，如果有某一階段，父母來不及參與，它將永遠留白，造成人生的些許遺憾——這決不是您所樂見的。

作者序

中醫藏在童話裡

◎陳麗虹

聽說我要寫一本童話版的中醫藥知識童話故事書，很多編輯及文學朋友都很好奇的問：「妳寫的中藥知識童話孩子能看懂嗎？定位給什麼年齡階段的孩子看？」

其實，我所謂的中藥知識童話，實際上就是動、植物知識童話（植物的多些），只不過是童話裡加入了一些常用的中醫藥知識。我看了《中學生物學百科全書》，凡是有藥用價值的都會提及該動、植物的功能及主治；所以，在中、小學生階段普及中藥知識是比較必要的。小時候我住在農村，農村普遍缺醫少藥，但是漫山遍野都是植物；因此，就算是一般村民也知道田間路邊或山坡上、樹林裡的植物有什麼用、能治什麼病，自己便採來煎給孩子吃。比如說：咽喉痛了，採一些野菊花、桑樹葉、丹竹葉煲水吃；長痱子了，會用痱子草搗敷或煎水洗澡，讓痱子快點謝掉；拉肚子了，則會給孩子做一頓矮腳粟糊吃。五月，家家都會採艾葉做成艾當作安家用，我們做小孩子的也幫著採艾葉；因為，哪個孩子頭痛腦熱的、肚子痛的、驚風的都會燒艾，所以我們這一代人的身上、臉上多多少少都會留下艾燒的疤痕。夏天除了捉知了，我們還會撿知了留在樹幹上的殼（蟬蛻），感冒發熱時加桑葉、薄荷一起煲水喝。所以，中藥對我們來講並不陌生，只不過那時我們並不稱它們為中藥。

進城讀書、工作，醫療條件好了，我們有了病一般都會給醫生看，所以對於醫藥知識我是一點也不懂的，也不需要懂。直到二〇〇九年二月，我不幸患了腹瀉。一般來說，腹瀉是一種多發病、常見病；可是，不知道什麼原因，我跑遍了縣城、市、省城大大小小的醫院，看了一百多個名醫，多數都是博士導師、享有國務院特殊津貼的國醫、副主任以上的醫生，住院十次，艾灸、針灸、中藥、西藥、按摩、打點滴、敷臍等全用上了，花費十幾萬，腹瀉依然如故。我問醫生：癌症都能治好，而我檢查之後什麼器質性的毛病也沒有，怎麼就好不了？醫生對我說，我這種病叫腸躁症，中醫

作者序

說法是慢性泄瀉，很難治癒，是世界性的疑難雜症。我不信，便決心自學中醫為自己治病。我買了很多醫學書，看了四年，對於各種中藥藥性、作用、主治瞭若指掌；然後我就邊學邊自己開藥吃，病情居然有所好轉，體重也由三十八公斤恢復到四十七公斤。

研究了四年中醫，我覺得中醫是一門科學，而且是一門高深的科學，投機取巧之人是無法瞭解、領悟中醫真諦的。我想，凡是認識字的人都可以懂得中藥名稱、功效、主治；所以，我想到了寫科普類中醫藥書，而且是以孩子所喜歡的童話形式來寫。

在寫作過程中，為了知識的準確性，我又查找了很多資料，包括各種中醫書、介紹各種植物知識的書；我驚奇的發現，很多奇花異草竟然也是中藥，比如中國十大名花：梅花、牡丹、蘭花、月季、杜鵑花、山茶花、荷花、桂花、菊花、水仙花；它們千姿百態，讓人賞心悅目，陶冶性情，能入詩、入饌，還可以入藥。所以，我對這些花花草草產生了崇敬，它們對人類的健康作出了多麼巨大的貢獻呀！而我們的祖先又是多麼偉大；亙古至今，我國人民充分利用花草樹木治病，積累了多少的驗方和祕方。「神農嘗百草」的故事廣為流傳，各地民間名人輩出，扁鵲、華佗、李時珍等，給我們留下了多麼寶貴的中華醫藥學遺產。

中醫使用的中藥具有療效確切、副作用小等特點，不僅對防治常見病、多發病有較好的療效，還能治好一些疑難雜症，自古深受大眾喜愛，所以有很多人應用中藥進行治療和美容、保健。中藥浩如煙海，我只是選擇了滄海一粟編成有趣的故事，以激發孩子從小培養對中醫藥學的興趣，讓中醫藥學能普及並發揚光大，引領更多人親近中醫、自學中醫，學會用簡單的中藥自我防病及自我保健。

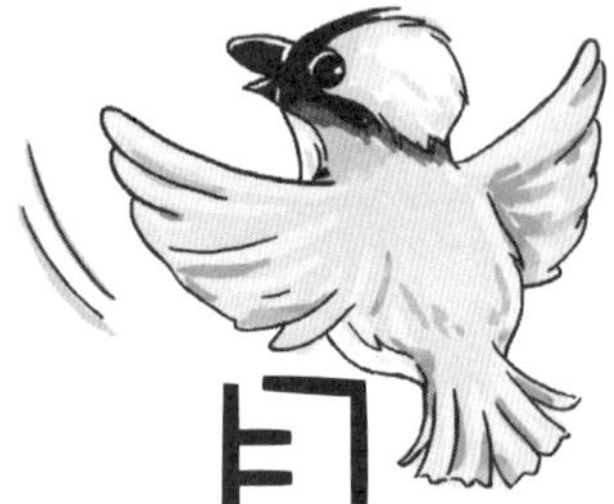

目錄

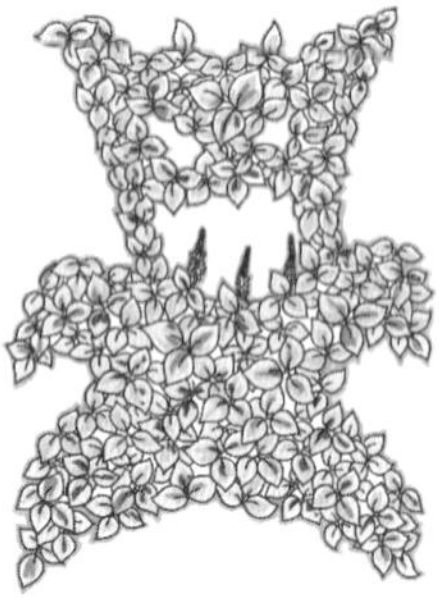

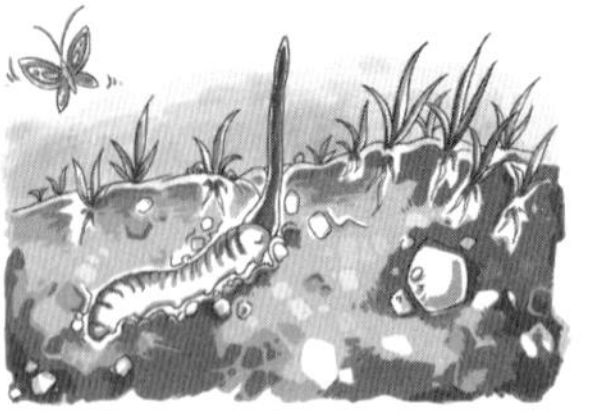

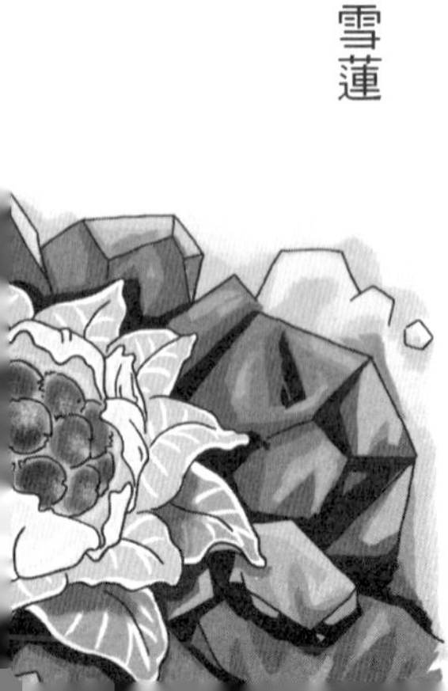

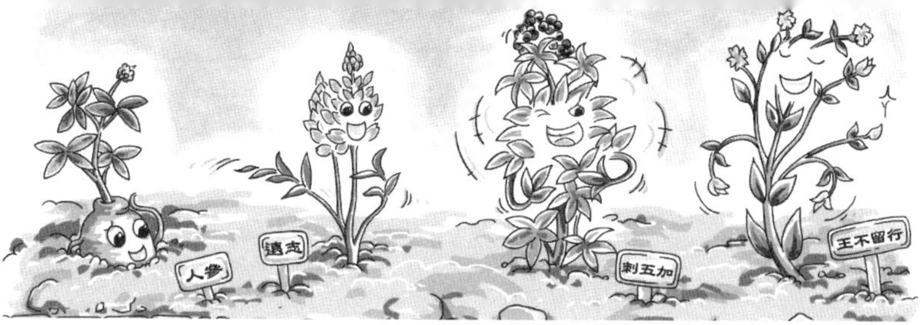
人參
遠志
刺五加
王不留行

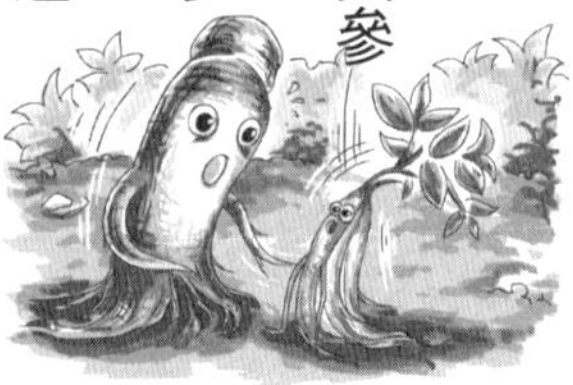

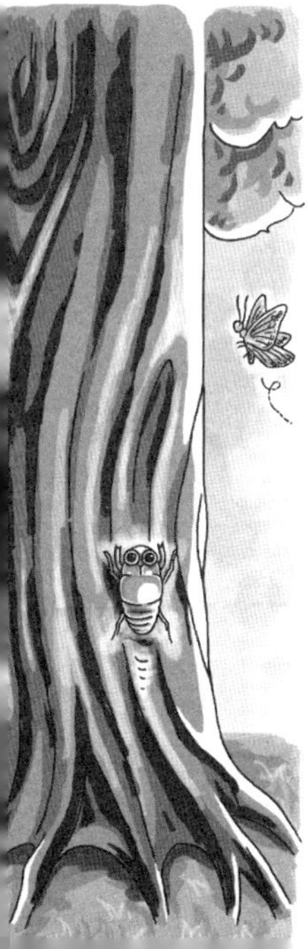

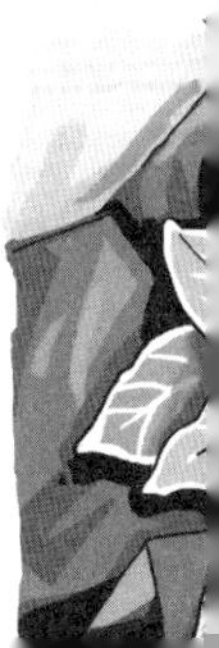

虛驚一場——鴉膽子

「不好了！我們要趕快躲起來，要不然就沒命了！」一隻小烏鴉慌慌張張的飛回鴉群，上氣不接下氣的說。

「出了什麼事？不要急，慢慢說清楚。」一隻老烏鴉安撫小烏鴉說。

「人類要吃我們了！」小烏鴉喘了口氣，說出了重點。

「不可能吧！人類認為我們烏鴉不吉利，看到我們就把我們趕走，怎麼會吃我們呢？」老烏鴉不太相信。

「是我親耳聽到的，不會有錯！不過，人類不是吃我們的肉，是吃我們的膽子呵！」小烏鴉說明事情的經過——

一大早，小烏鴉在樹林裡捉蟲吃，吃飽後覺得無聊，就飛到人類居住的村莊去玩。小烏鴉想：「只要我不叫，人們不會注意到我的。」

果然如此，人們各忙各的，根本就沒有注意到小烏鴉。小烏鴉膽子更大了，他乾脆飛到一間人類住的房子上，走近靠窗的地方，悄悄往裡看。

只見房裡有一男一女兩個人，男的對女的說：「阿才的媽，我想阿才是得了瘧疾，我去弄些鴉膽子給他吃。」

「吃鴉膽子？不就是吃我們烏鴉的膽子嗎？」小烏鴉大吃一驚，就沒命的飛回來告訴大家了。

「這麼說來，肯定是那家的孩子得了病，要吃我們烏鴉的膽子才能好。」小烏鴉的媽媽憂心的說，「人類為了治病，什麼都敢吃，連熊都捉來抽膽汁，更何況我們呢？我們趕快逃命吧！」

「我想烏鴉媽媽說得對，大家趕快躲起來吧！」老烏鴉說。

烏鴉們馬上散開了，有的躲到茂密的樹叢間，有的飛進山洞裡藏起來……

好多天過去了，卻沒有發現捕捉烏鴉的人。「是不是小烏鴉聽錯了，害得我們東躲西藏。」一隻年輕的烏鴉大膽的飛出來大聲嚷嚷。

所有的烏鴉都從躲的地方飛出來了。「我沒有聽錯！不信，我帶你到那個人的家裡去，讓他們吃了你！」小烏鴉委屈又生氣。

「好，我也不想躲躲藏藏的過日子；如果他們真要吃烏鴉的膽子，我就讓他們吃了，

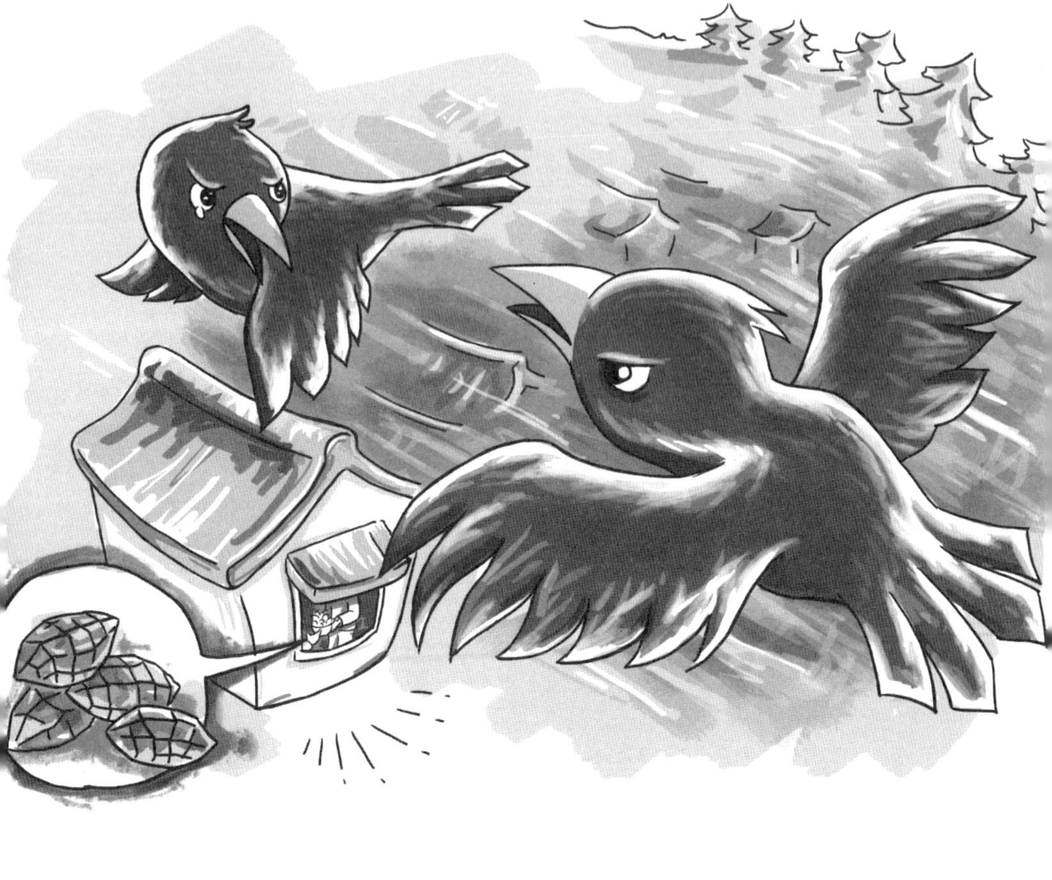

拿我的命換來大家的幸福我也願意。」年輕烏鴉說完，便讓小烏鴉帶他到要吃鴉膽子的那戶人家去。

「鴉膽子真是妙呀！才吃了三天，阿才的病得到控制了，再吃幾天就好了。」他們抵達的時候，正好看到一個女人面帶笑容對著一個男人說。

「鴉膽子本來就是治瘧疾的良藥，我可是看過《本草綱目》唷！」男人驕傲的說。

「天呀！真是吃烏鴉的膽子！」年輕烏鴉差點兒暈過去；不過他硬撐著，要看看那家人是怎樣殺烏鴉取膽子吃的。

「阿才，來，吃鴉膽子了。」只見女人拿出幾顆種子給一個小孩吃。

「『鴉膽子』原來不是烏鴉膽子呀！真是虛驚一場。」年輕烏鴉跟小烏鴉都鬆了一口氣。

他們飛回鴉群告訴大家這個好消息。

「鴉膽子到底是什麼呢？」大家去請教森林裡最有智慧的貓頭鷹博士。

「鴉膽子屬於苦木科木本植物苦榛的種子，又名苦榛子，別名苦參子，但不是苦參的種子。人類用鴉膽子殺滅阿米巴原蟲、瘧原蟲、滴蟲，驅除蛔蟲、條蟲、鞭蟲等，也用來治贅疣。」貓頭鷹解釋說。

「原來苦榛子就是鴉膽子啊！真是的……」烏鴉們總算安心了。

「真是對不起大家……都怪我沒弄清楚，我以後不會再慌張的亂傳話了……」小烏鴉說。

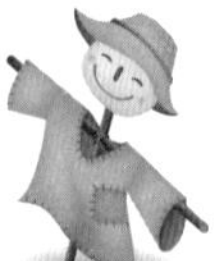

給小朋友的貼心話

聽話不仔細或是沒好好瞭解事理，是會產生誤會的；小烏鴉就是沒弄清楚事情真相，才會害大家虛驚一場。小朋友，做事或聽人說話不但要穩重確實，還要動腦筋思考呵！

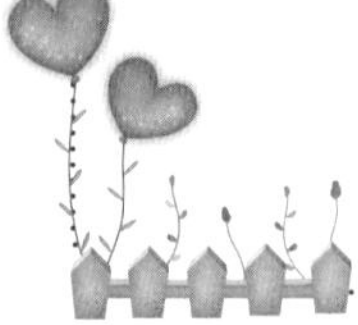

住在樹上的「兔子」——菟絲子

嘟嘟熊喜歡上網，他認識了一個叫「菟絲子」的網友。

「聽名字就知道妳是兔子小姐。我最喜歡兔子了，好可愛！」嘟嘟熊在電腦前打著字。

「呵呵……我也喜歡熊呢！」菟絲子的回應，讓嘟嘟熊好開心。因為彼此很聊得來，嘟嘟熊真想早日見到她：「歡迎妳來我家做客，我一定親手為妳做蜂蜜蛋糕。」

「哦！我好像聞到蜂蜜的香味了！」菟絲子還加了一個調皮的表

情，「可惜我不能去。」

「為什麼呀！」嘟嘟熊回了一個吃驚的表情。

「我沒有腿，不能走路。不如你來我家吧！」菟絲子回覆。

「天呀！不能自在行動的兔子一定很難過吧！」嘟嘟熊看著菟絲子給他的住址——「山坡村桂花樹上」，心裡嘀咕：「兔子又不會上樹，怎麼把家安置在樹上呢？一定是把『下』打成『上』了。」

某一天，嘟嘟熊趁著好天氣來到了山坡村；可是，他找遍了所有的桂花樹都看不到一隻兔子的影子呀！「菟絲子不是說她沒有腿嗎？能上哪兒去呀？」

「菟絲子，我來看妳了，妳在哪兒呀？」嘟嘟熊站在桂花樹下大聲喊。

「我在這兒！」一個細碎的聲音回答。

嘟嘟熊四周望了望：「沒有兔子呀？」

「我在桂花樹上。」

「兔子會上樹？可是，樹上也沒有兔子呀！」嘟嘟熊仰起脖子望呀望，沒有發現兔子，倒是看到一些黃色的絲狀物。

「我不是兔子，是一種叫菟絲子的植物。你有看到一些黃色的細絲嗎？那就是我。」菟絲子說，「對不起，我不是存心要騙你的，只是渴望有一個朋友。」

「植物？」嘟嘟熊說，「可是，妳沒有根，也沒有葉子呀？」

「我小時候是有根的；等我找到了寄主，在寄主身上纏個一兩圈，我的根就死了。」菟絲子解釋。

「這麼說，妳過的是寄生生活，吸取桂樹的營養來養活自己。原來，妳說的腿就是妳的根！」嘟嘟熊簡直不敢相信他聽到的。

「是的，我也不想這樣，但這就是我們的生存方式。」菟絲子像是認錯似的低著頭。

「我明白了！」嘟嘟熊很生氣，轉頭就走，「我沒有妳這樣的朋友！」

「不！別走！」菟絲子哭了，「我知道我像吸血鬼，在莖上長了很多吸盤，伸進植物的皮下吸『血』；經我纏繞的植物，由於營養都被吸走，便慢慢枯萎了。我雖是農作物的大敵，但我不能吸你的血。」

「妳……」嘟嘟熊真想把菟絲子從桂樹身上扯下來，可是他下不了手。

「你就原諒菟絲子吧！」桂花樹說，「儘管菟絲子是吸我的『血』生存的，可是我不恨她，因為她的作用可大了。對人類這種動物來說，她的種子是一種中藥材，可補腎氣、益精血，有養肝明目的效果；對於常常要小便、尿不

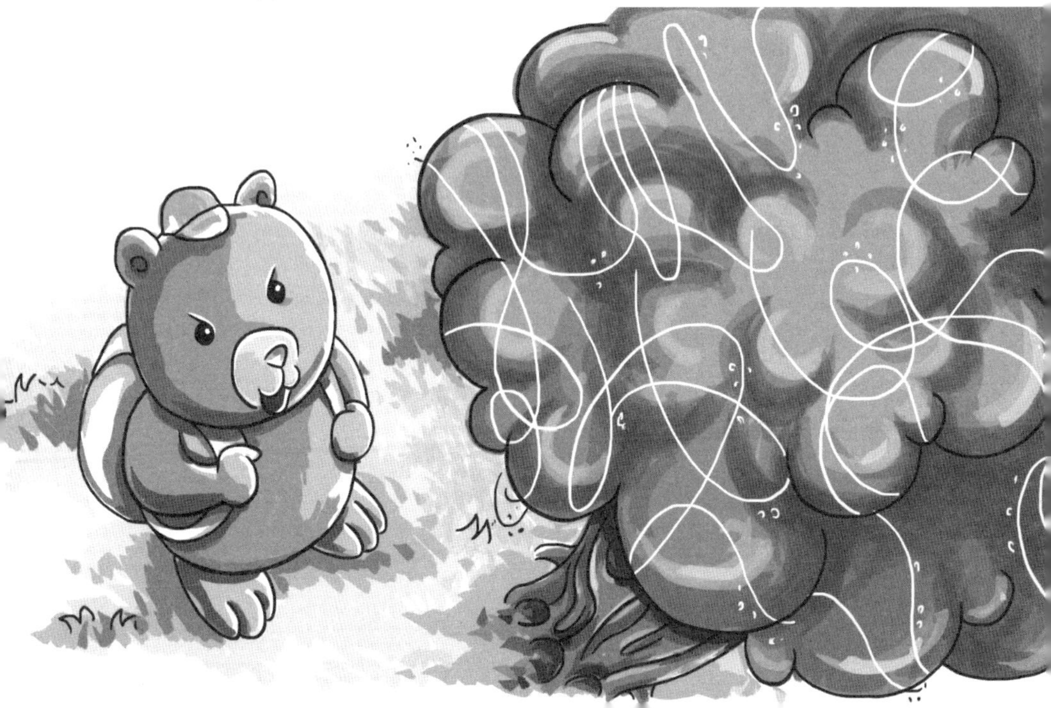

乾淨，或頭暈眼花、看不清楚，或有習慣性流產等症狀，都能幫助改善呵！」

「桂樹說的是真的？」嘟嘟熊望著菟絲子。

菟絲子使勁的點了點頭。「嘟嘟熊，我還能當你的朋友嗎？」

「當然嘍！有空我會再來看妳的。」嘟嘟熊揮手向菟絲子告別。

給小朋友的貼心話

菟絲子是一種寄生植物，依賴別人的營養生存，可是並非一無是處，所以嘟嘟熊還是願意和她做朋友。植物如此，人也是如此；人無完人，我們不能要求朋友十全十美，而是要學會理解、珍惜及寬容。

黃土也是藥——伏龍肝

老媽媽住在鄉下的一間老房子裡。老媽媽的兒子在城裡有房有車，娶妻生子了，想讓老媽媽跟著到城裡享福；可是，老媽媽不習慣城裡的生活，住了幾天後還是回到老家了。

兒子拗不過老媽媽，為她重新整修了房子，還給老媽媽添置了瓦斯爐、電鍋等廚具。

「媽，將這個土灶拆了吧！用瓦斯爐、電鍋比較方便。」兒子對老媽媽說。

灶。

「這個土灶陪伴娘幾十年了，還是留著吧！」老媽媽護住了土灶。

「好吧！就依您。」兒子教會老媽媽怎樣用瓦斯爐、電鍋，安排好一切就回城裡去了。

晚上，老媽媽睡了，土灶好奇的打量著廚房裡嶄新的瓦斯爐、電鍋說：「你們也是用來做飯的嗎？怎麼這麼小呀？」

「哼！土坯子。」瓦斯爐從鼻孔哼了一聲。

「對呀，你真聰明，我就是土坯子，是用土坯子磚砌成的。你們是用什麼做的呢？」土灶還是很好奇，因為他從來沒有走出過廚房一步呀！

「當然是金屬嘍！你懂嗎？」電鍋很不耐煩的說。

「哦！金屬！這麼說，你們和鐵鍋、炒菜的小鏟子一樣是金屬做的。」

土灶想了想之後說。

「算你還沒有傻到家。」瓦斯爐、電鍋懶得再理這個傻土灶了。

本來土灶還擔心，有了瓦斯爐、電鍋之後，老媽媽就不會用他做飯了；可是，老媽媽依然用他做飯。土灶很喜歡為老媽媽做飯，他喜歡灶火燒得旺旺的，喜歡嗅鍋裡散發出的飯香和菜香。

土灶開心的想：「老媽媽不用瓦斯爐、電鍋做飯，大概是因為他們兩個得用瓦斯跟電，而我燒的是稻草、乾的樹枝、樹葉、木柴，這些田間、樹林裡有的是。」

差不多過了一年，老媽媽的兒子又回來了；可是，他看起來好憔悴，整個人都瘦了一圈。

「兒子呀，你怎麼了？」老媽媽看了好心疼。

「不知道呀！到大醫院查過了，查不出有什麼病，就是一直拉肚子；吃了藥、打了針都沒好，也不知是什麼怪病。我想，可能是在大城市裡吃的東西太髒，不夠新鮮吧！所以回來

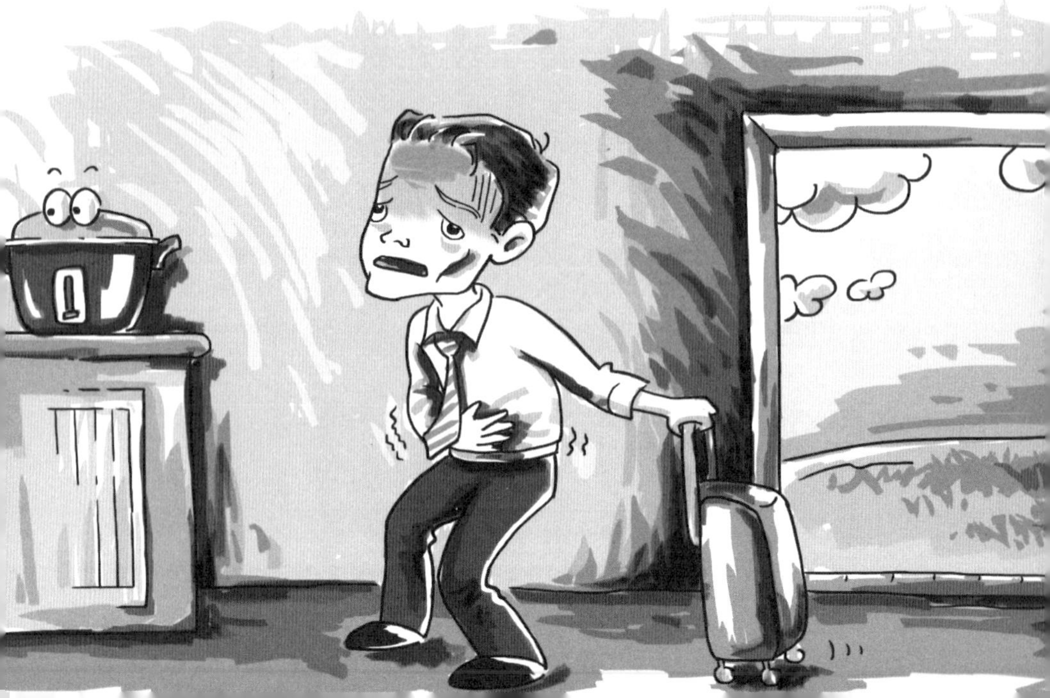

休息一下。」兒子擔心，再這樣下去會影響到工作。

老媽媽對兒子說：「好好在家休養吧，你會沒事的。」

老媽媽說完，就把鐵鍋拿開，用鏟子挖土灶。

瓦斯爐、電鍋一陣竊喜：「一定是老媽媽要親自拆了這個土坯子！我們就可以派上用場了。」

可是，老媽媽只是從土灶裡鏟出

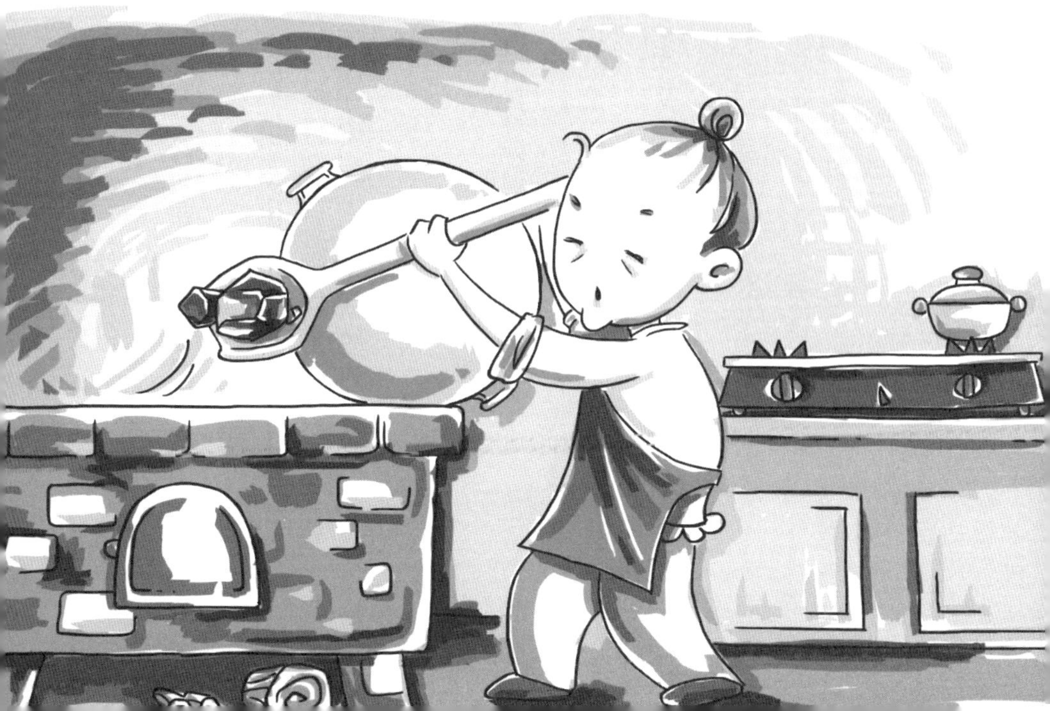

一把把焦黃色或帶點兒紅色的土塊，然後又把鐵鍋放回土灶上。

「老媽媽要幹什麼呢？」瓦斯爐、電鍋猜不出來。只見老媽媽用這些土塊加上薑放進水裡一起煮了很久，然後倒出來端給兒子：「快喝了這些水，拉肚子很快就會好。」

「這是什麼水呀？這麼髒。」兒子看著那碗混濁的水問。

「灶心土薑水。」老媽媽說，「治拉肚子的土方。」

兒子聽話的把灶心土薑水喝了。連續喝了好多天後，兒子開心的對媽媽說：「有效耶！真的不拉了。」

老媽媽臉上滿是欣慰。瓦斯爐、電鍋對土灶肅然起敬：「您還能治病？真是了不起呀！」

「沒什麼啦！我肚子裡的黃土就是『灶心土』，因為被火長久烘烤，可以當成藥用，能夠溫暖脾胃、收攝脾氣，因而能止血、止瀉。灶心土還有另外一個名字叫『伏龍肝』。」

「呵呵！前輩！真佩服您呀！深藏不露。」瓦斯爐、電鍋真心讚美。從此，他們成了無話不談的好朋友。

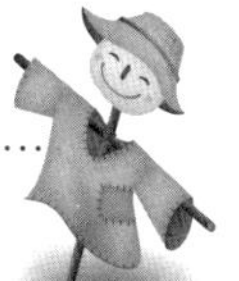

給小朋友的貼心話

一把毫不起眼的焦黃色灶心土竟然能治病！這也提醒我們，每個人都可能有自己的特長，小朋友們可不要隨便小看別人呵！

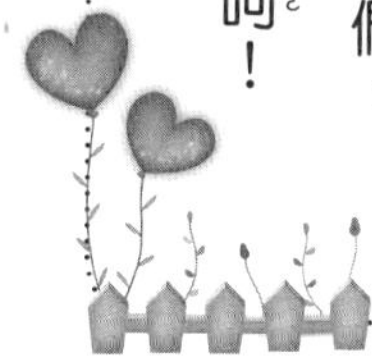

是蟲還是草？——冬蟲夏草

「好冷呀！」青藏高原的厚厚雪地裡埋著一粒小孢子；冬天的第一場雪下得很大，把小小的孢子埋了起來。

「是有些冷，你再往泥土裡鑽一鑽吧！裡面會暖和一點。」一個聲音透過溼潤的泥土鑽進小孢子的耳朵裡。

「妳是誰呀？妳不冷嗎？」小孢子一邊問一邊往土層裡鑽了鑽。

「我是小蟲子，我在泥土裡不覺得怎麼冷。」小蟲子也在找說話的人，「你又是誰呀？」

「我叫孢子，是真菌類生物的種子。這麼冷，我怕我活不到明年春天了。」小孢子有點悲傷的說。

「不會的，有我呢！如果你覺得冷，就鑽進我的懷裡吧！」小蟲子終於找到了小孢子，把他抱在懷裡。

「謝謝妳，小蟲子姊姊。等明年春天，我會鑽出地面，長成一根細長的棒子；我不是植物，所以只長棒。」

「明年春天，我會變成一隻蝙蝠蛾；我會長出一雙翅膀，自由的飛翔。」小蟲子也很嚮往。

孢子和小蟲子成了好朋友。

「蟲子姊姊，我還是覺得冷，而且肚子也餓了。」小孢子對小蟲子說。

小蟲子把小孢子抱得更緊了；不知不覺間，小孢子鑽進了小蟲子的身體裡，可是小蟲子沒有感到不適。

「蟲子姊姊，妳的體內真溫暖呀！我不覺得冷了，可是我好餓。」小孢子說。

「那你就咬我一口呀！」小蟲子本來是開玩笑的，因為小孢子不是動物，沒有嘴巴怎麼咬啊？

誰知小孢子說：「那我就真咬嘍！謝謝蟲子姊姊。」小孢子就吸收小蟲子體內的物質作為生存的營養。剛開始，小蟲子還不覺得有什麼不對，依然熱情的對小孢子說：「我長得壯，你就多吃點吧，沒關係的。」

「那我就不客氣了。」

小孢子在小蟲子體內不斷繁殖，令小蟲子體內充滿菌絲。菌的生長能力很強，到了第二年春天，已把小蟲子體內所有東西都吃光了。等小孢子長出菌座，菌從蟲子的頭頂上鑽了出來，長成一根細長的棒，才發現小蟲子

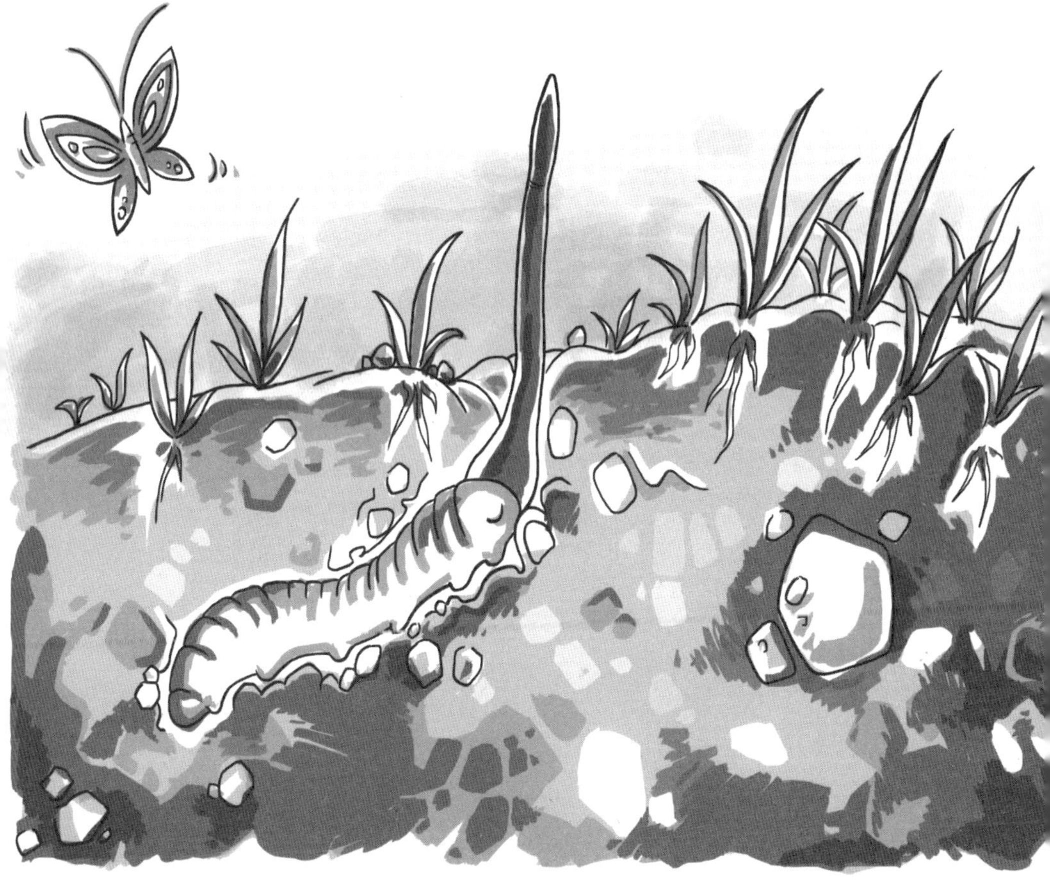

早已死去，只剩下一具空殼。

「對不起，是我害了妳，小蟲子姊姊。」小孢子難過的說。他現在有了一個新的名字叫「冬蟲夏草」；他有蟲和草的外形，卻不是蟲、也不是草，屬於真菌類生物。

「蟲子姊姊，妳裡面有我，我裡面有妳，我們合成一體了。我現在的樣子是生物界獨一無二的。」冬蟲夏草很感恩的說，「我的成長，至少有一半是妳的功勞呢！」

人們把冬蟲夏草當作是名貴的滋補中藥材，功效與人參、鹿茸類似，藥性溫和，具有補肺益腎、止血化痰的功效，可以降血糖、抗癌、增強造血功能和機體免疫力，很適合身體虛弱者服用；所以，還有「黃金草」之稱呢！

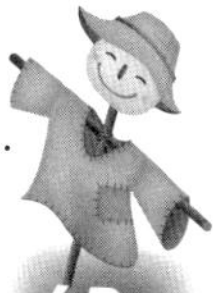

給小朋友的貼心話

冬蟲夏草之所以能成形，是因為有了小蟲子的捨身付出。當我們在享用冬蟲夏草時，請記住小蟲子的貢獻，也想想：自己能不能為了利益他人而貢獻力量呢？

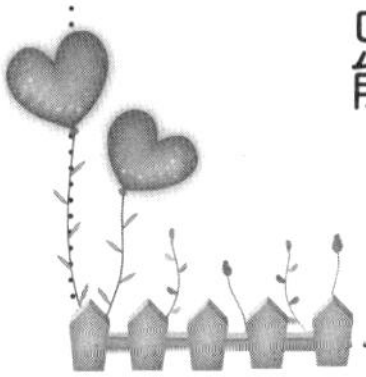

生死與共——金釵石斛

松鼠先生發了財，他邀請親朋好友到森林最有名的玫瑰大飯店聚餐；一方面是想敘敘舊，另一方面是滿足一下小小的虛榮心，讓大家都知道他有出息了。松鼠先生也給鼯鼠打了電話。

「鼯鼠表弟，很久不見了，近來可好？我想請你到玫瑰大飯店吃一餐飯，請賞臉呵！」松鼠先生很得意。

想不到，電話那頭的鼯鼠說：「不好意思，我不能去，因為我不能離開我的朋友，我要陪伴她。」

「看來這老弟已經談戀愛了，時間寶貴呀！」松鼠一邊想，一邊說，「你可以跟她一起來呀！」

「不行呀！她走得很慢很慢。下次吧！謝謝表哥。」鼯鼠說完就掛了電話。

「這個表弟什麼時候成了情聖呀？有了女朋友連表哥也不要了。」松鼠笑了笑。

過了一段時間，松鼠又給鼯鼠打電話：「我請你和你的朋友一起吃飯吧！她走不快，就坐車來吧！」

「她也不能坐車，因為她不能離開地面，所以我要守著她。」鼯鼠說，「即使是一分鐘也不能離開她！」

「真是嬌貴呀！」懷著好奇心，松鼠有一天帶著禮物來到了鼯鼠的家——一個石洞裡。他走進石洞裡看了看，裡面沒有其他人呀？

「你那個走路很慢、又離不開地面的朋友在哪兒呀？」松鼠問道。

鼯鼠把松鼠帶出洞外，指著陡峭的懸崖石壁說：「看到了嗎？她在上面。」

「沒有什麼動物呀？全是植物。」松鼠看了之後說。

「沒錯，我說的朋友就是植物。她叫『金釵石斛』，是一種珍貴的藥材。」鼯鼠回答，「我與她朝夕相處，形影不離；一旦發現有人侵犯她，我就算賠上生命也要保護她。」

「想不到你們的感情會如此深厚，我這表哥不如她呀！」松鼠先生開玩笑的說。

「因為我喜歡金釵石斛散發的香味；一聞到這香味，我就會渾身有力量。」鼯鼠說，「有時，我也會吃她一些葉子。」

金釵石斛屬蘭科多年生草本植物，生長於懸崖峭壁之間，受雲霧雨露滋潤，吸取日月精華。用金釵石斛入

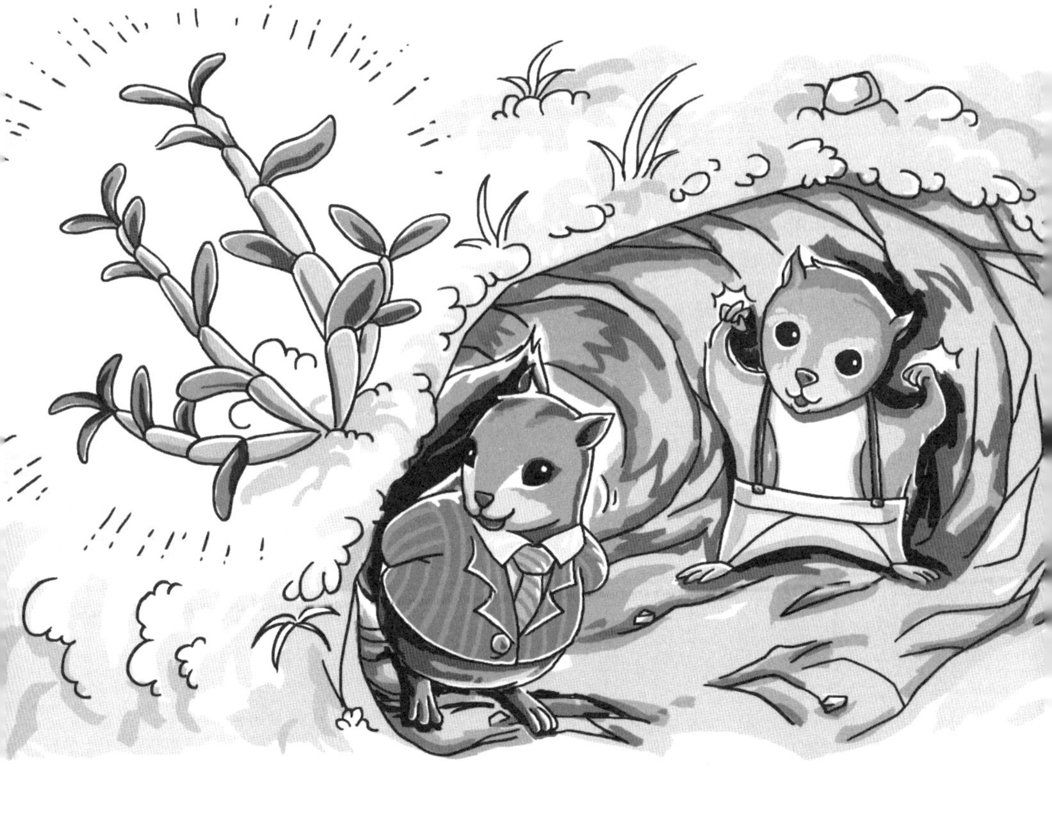

藥，能夠生津潤喉、退熱消炎、清音明目，還能防癌、抗癌，是一種珍希名貴的中藥材。民間稱讚金釵石斛是「救命仙草」，俗稱「藥黃金」。

「我還以為你是君子，原來是別有企圖啊！」松鼠的口氣有點輕蔑。

「請你不要誤會鼴鼠先生！沒有他的保護，我是活不長的；而且，我也依靠他的糞便來加快我的生長。我們是相互依存、各取所需呀！」金釵石斛為鼴鼠辯護。

她接著說：「鼴鼠上廁所有個習性，就是所謂的『千里覓食一處便』——無論活動範圍多大，都固定在一處排泄。他選擇在我的根部排泄，完全是為了我呀！而且，鼯鼠的糞便常年堆積而不腐爛，是著名的中藥材『五靈脂』呢！」

「你們真是一對好鄰居、好朋友，衷心祝福你們的友誼天長地久。我以後還會再來看望你們的。」松鼠對他們的友情懷著敬意，向他們揮手告別。

給小朋友的貼心話

有朋友真好！快樂一起分享，會有雙倍的快樂；痛苦一起分擔，就減輕一半。就像鼯鼠和金釵石斛那樣，我們也要結交彼此關心、互相幫助的朋友呵！

是救星還是惡魔？——葛藤

這是一隻見多識廣的鳥，隨著身為植物學家的博士主人到過世界各國的森林裡考察，見過各式各樣的植物，聽過各種植物的故事，所以又被稱為「博士鳥」。

有一天，博士鳥在主人午睡的時候，飛到植物園裡，落在葛藤身上。

「博士鳥，講故事給我們聽，提提神吧！太陽這麼大，把大家都晒得昏昏欲睡呢！」葛藤說。

「好吧！那我就講一講葛藤的故事。」博士鳥說。

「別逗了！我還會不知道自己的事嗎？人們用葛藤煉糖漿，製葛粉；葛根有清熱止瀉的功效，能醫治發燒、感冒和胃病；葛花有解渴、醒酒等功效，用於改善醉酒、口渴、嘔吐等症；葛藤纖維是編織籃筐的好材料，葛葉能作牲畜飼料。就這些能耐，誰不懂我葛藤呢！你跟我們說一些外國的、我們沒有見過的植物故事吧！比如能長麵包的樹、能吃人的樹之類的神奇植物啦！」葛藤說。

「看來，你對你們的家族史不是很瞭解呀！」博士鳥搖頭。

「我們的家族史很簡單呀！作為葛藤，我再清楚不過了。」葛藤不服氣的說。

「你不明白的多了。一八七六年，美國費城博覽會上，日本代表把早就傳到日本的中國葛藤帶了去；日本人在博覽會上介紹了葛藤，讓美國人開了眼界，葛藤一下子在美國風行起來。先是在庭院種植以供觀賞，然後進入牧場成為牧草；土壤學家們看到葛藤的生命力旺盛，就把葛藤移植到美國南部。在那兒，既可以利用葛藤的根來固定土壤，固氮增加肥力，還可以提供大量牧草，葛藤就像救星一樣受到大家歡迎。」博士鳥說到這裡，有些口渴，就啄食一點葛葉。

葛藤的眼睛大亮：「天呀！這一段光榮的歷史我真沒有聽過呢！快說說看，我們葛藤是不是成了美國植物界之王？」

「正好相反，在二十世紀六〇年代，深受美國人歡迎的葛藤，漸漸變成了人人痛恨的『綠色惡魔』。」

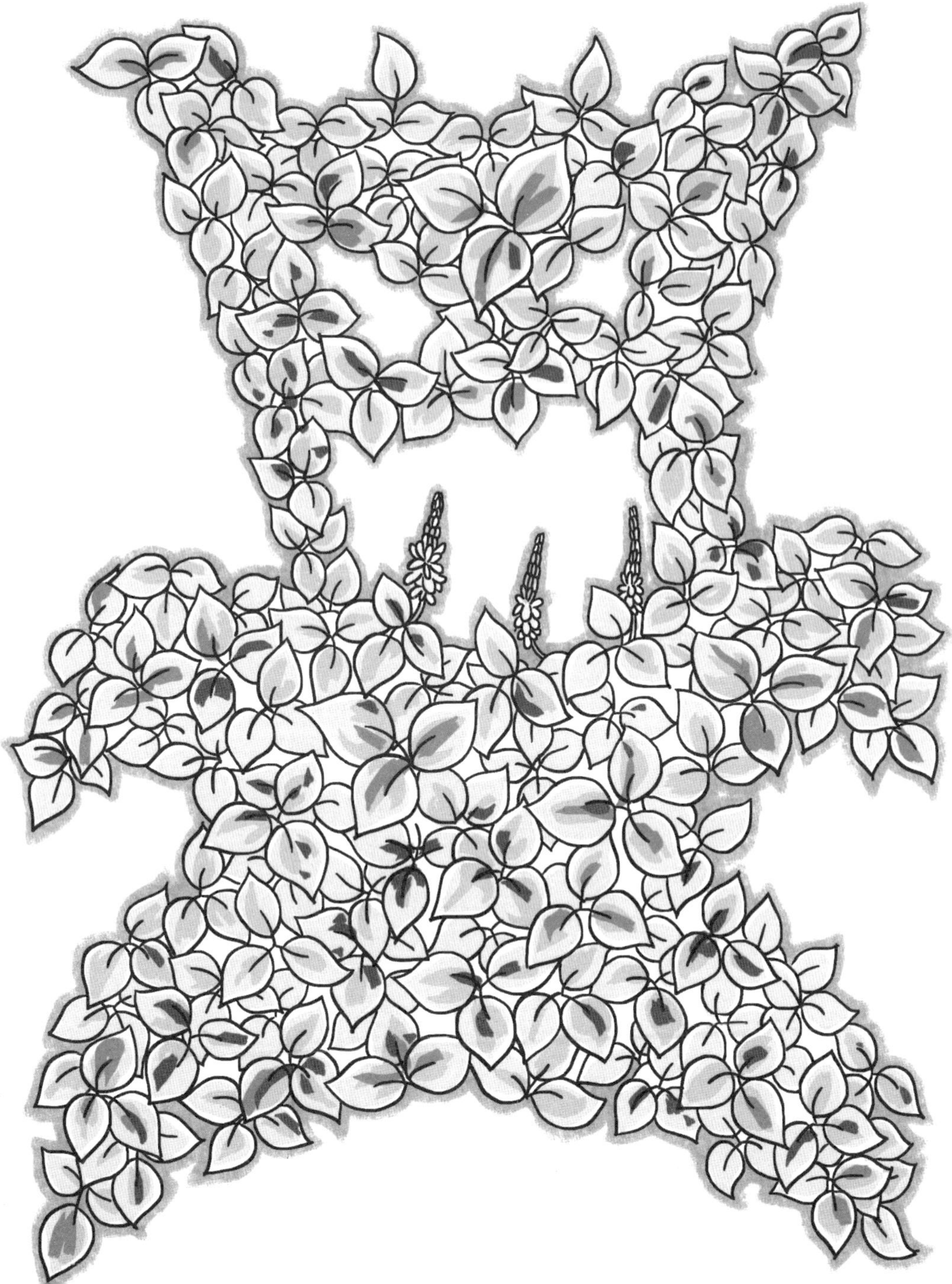

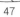

「這是怎麼回事？反差也太大了！」葛藤的自豪一下子跌落谷底。

「葛藤在亞洲受到大自然的控制及病蟲害的威脅，生長得不算快；可是，在濕熱的美國南部，沒有天敵，沒有嚴冬，葛藤長得很快，一下子就侵占了美國南方的幾千萬頃土地；然後進入森林，拚命往大樹高處爬，伸出一張張大葉子，把光線遮擋住，根還深入地層吸收水分，使其他植物乾枯而死。葛藤就這樣成了美國南部的一大禍害。」博士鳥一口氣說完。

「那怎麼辦呢？」葛藤很緊張。

「當然是要殲滅葛藤嘍！美國農業部和林業部動用了大量的人力

和物力，噴灑除草劑，採用拖拉機深翻土地、將葛藤連根剷除，放出大批牛羊吃葛藤，宣布種植葛藤為非法……雖然取得了一定的效果，但剷除葛藤的革命尚未成功，美國人還在繼續努力。」

「天呀！美國人要把中國葛藤趕盡殺絕嗎？」葛藤有些擔心，「幸好我沒有出國，否則小命不保。」

「事情並沒有你想像的那麼糟糕。一些頭腦清醒的科學家認為，葛藤的最大特點就是生長快，而且在莖、葉、塊根中含有豐富的澱粉，發酵後能提煉出甲烷和酒精，充當生質燃料。」博士鳥說。

「對呀！現在油價很貴，說不定葛藤的明天會更好，又從惡魔變成救星了呢！」葛藤笑了，「我期待這一天快點到來。」

「是呀！所有人都期待這一天，你們葛藤又能大放異彩嘍！」

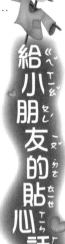

給小朋友的貼心話

想不到，葛藤到了美國竟然有這樣的遭遇，從大受追捧的「救星」成為「惡魔」；不過，由於科技的發展，也有可能再度成為「救星」呢！小朋友，環保也是一樣；動動腦筋，就能「垃圾變黃金」呵！

誰是犯人？——合歡VS.金合歡

活潑可愛的羚羊弟弟雷弟躺在病床上！「誰這麼狠心害我的孩子變成這樣！他還那麼小……」羚羊媽媽哭乾了眼淚，哭啞了嗓子，「狄探長，您一定要幫我主持公道，把犯人揪出來，繩之以法呀！」

猩猩狄威探長接到報案後馬上趕到醫院；羚羊雷弟那時已經躺在病床上，經過治療，已無大礙，不過仍昏迷不醒。

「昨天我外出辦事，晚上回到家時就發現雷弟不見了，找了一個晚上也找不到。今天早上，野豬先生把雷弟抱了回來，他那時好痛苦……」羚羊媽媽泣不成聲。

「你在哪兒發現雷弟？」狄探長的目光轉向野豬先生。

「在大熊伯克的山頭。我想，一定是大熊伯克害雷弟的；可能因為雷弟弄壞了他種的樹，伯克他愛樹如命呀！所以一氣之下就傷害了雷弟。」野豬先生推斷。

「不可能！伯克先生很和藹可親，不可能是犯人！」羚羊媽媽否定了這一點。

「人不可貌相啊！雷弟在他的樹林裡痛得昏迷，不是他做的還會是誰？」野豬先生堅持自己的觀點。

「請帶伯克來。」探長命令狗布理。

過了一會兒，狗布理回來了，後面跟著兔子拉拉。

「我讓你帶伯克，不是拉拉！」狄探長有些生氣。

「是這樣的……伯克前天摔傷了腿，一直下不了床，昨天我一直在他身邊照顧他，所以我可以證明雷弟不是伯克害的。唉！可憐的雷弟……」拉拉顯得很難過。

「到大熊伯克的樹林去！」探長決定到現場調查。

野豬先生一馬當先帶路，把狄探長、狗布理、拉拉、羚羊媽媽等人帶到了一片金合歡樹下。「我是在這裡發現雷弟的，就趕緊把他背回羚羊媽媽家了。」野豬先生說。

這是伯克先生從外地引進的金合歡樹，已經種了一年，正長得茂盛呢！」狄探長看了看金合歡樹，沉思片刻之後說：「我知道事情的真相了。」

「犯人是誰呢？」大家的目光都望著狄探長。

「金合歡樹。」狄探長說。

「開什麼玩笑！金合歡樹只是植物，怎麼會害人呢？」野豬先生覺得難以置信。

「金合歡樹會產生一種味道

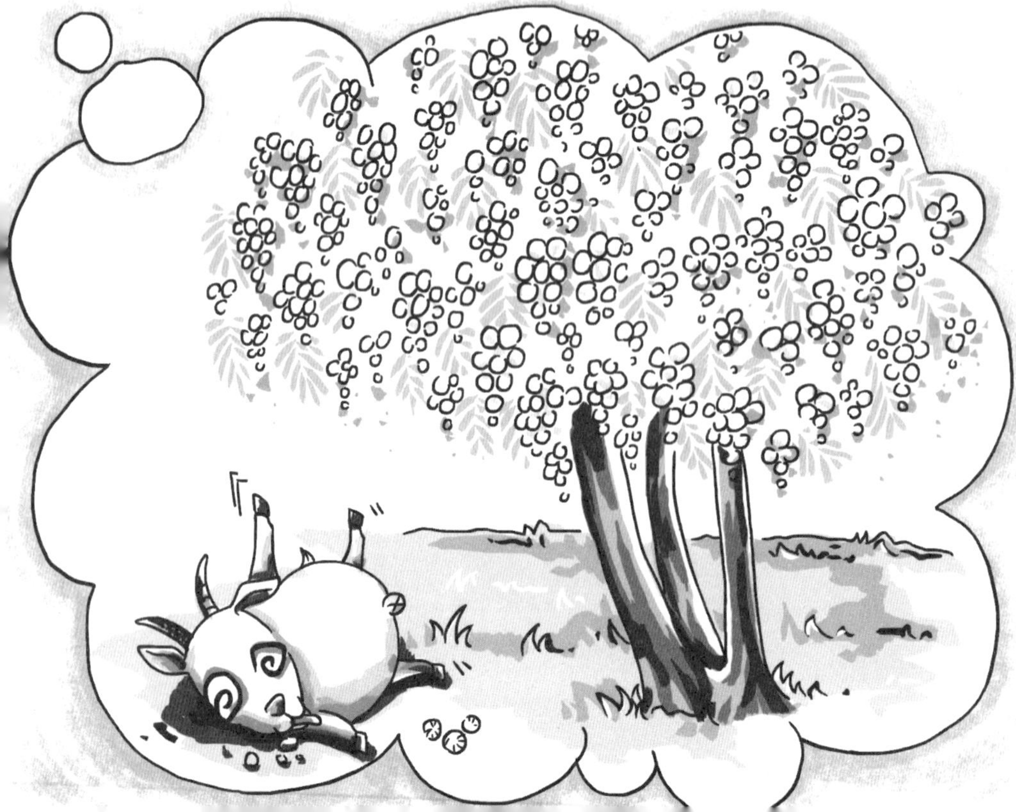

不好的單寧酸，以阻止動物啃食自己；雷弟就是吃了太多金合歡樹釋放的高濃度單寧酸才中毒的。」狄探長冷靜的說。

「這更加不可能！我和雷弟常吃合歡樹的葉子和花，每次都沒事啊！而且，據我所知，合歡花和合歡皮都是中藥材，有藥用價值，可以治療胸悶、憂鬱、失眠、健忘等症。」拉拉首先表示反對。

「拉拉小姐，妳要弄清楚，金合歡樹和合歡樹是兩種不同的樹；金合歡樹危險時會釋放高濃度單寧酸，合歡樹不會；所以金合歡樹能令人中毒，合歡樹不能。金合歡樹是大熊伯克剛引進來的新樹種，雷弟不知道，所以才會在吃金合歡樹時中毒。」狄探長加以解釋。

回到醫院，對嘔吐物的化驗結果出來了，雷弟果然是單寧酸中毒。

「我也不知道金合歡會害人呀！」知道這件事的伯克很難過，「我以後種樹時一定要多學習有關植物的知識，並且標明清楚，以免再發生不幸。」

給小朋友的貼心話

樹也能殺人？是的，很多植物都有毒，甚至能致人於死呵！比如夾竹桃及曼陀羅花等，它們雖然可作藥用，過多則會令人中毒。所以，我們在戶外時對於自己所不知的植物，不可隨便摘食呵！

乘風高飛——蒲公英

春天來了，彎彎曲曲的黃土路邊，一棵蒲公英首先從泥土裡鑽了出來。

剛鑽出來的蒲公英是暗紫色的，一點兒也不漂亮，但蒲公英知道，她會開出鮮豔的黃花。成熟的種子毛絨絨的，風一吹就會飄飛起來，像一朵朵小小的白色降落傘，很可愛！但蒲公英不自誇，默默的生長著。

第一場春雨無聲無息的下了，蒲公英的根扎得好深好深！她大口大口的吸著甘甜的春雨。

一場春雨過後，她旁邊長出了一朵漂亮的紅色小蘑菇。「嗨！紅蘑菇妹妹，妳好！我是蒲公英，我們交個朋友好嗎？」紅蘑菇打量著相貌平平的蒲公英，愛理不理，「哎」了一聲算是答應了。

這時候，有兩隻螞蟻走到她們面前。「好累呵，『細腿』，我們在這歇歇腳吧！」「大頭」的小螞蟻對「細腿」的小螞蟻說。

「好啊！哥哥，我也累了。」細腿也走不動了。

「嘿！螞蟻兄弟嗎？你們要去哪兒啊？」紅蘑菇不理蒲公英，看到兩隻小螞蟻卻主動打招呼。

「紅蘑菇姊姊，妳好漂亮啊！我們趁著春天，要去很遠的地方旅行。」大頭搶著說。

「就憑你們小小的六條腿？」紅蘑菇笑得全身顫抖。

「是啊！要遠行看來不是那麼容易；才走了幾天，六條腿就痠軟了呢！」細腿說。

「讓我來幫助你們吧！」紅蘑菇很熱情，「看我長得多漂亮，就像紅色的傘；等我再過幾天長大了，會飛起來，我就能帶你們到你們想去的地方。」

「真的？妳是會飛的蘑菇嗎？」兩隻小螞蟻興奮的問。

「我長大後會像一把大傘，風一吹就會飛起來的。」紅蘑菇非常肯定的說。兩隻小螞蟻滿懷期待的留在紅蘑菇身邊，等她長大。

幾天後，紅蘑菇終於長成一朵盛開的大蘑菇了。「好了，螞蟻兄弟上來吧！我要帶你們去旅行了。」

小螞蟻又緊張、又開心的爬上大蘑菇，緊緊的抱著。

「一、二、三……我要飛了！」紅蘑菇高喊，卻沒有飛起

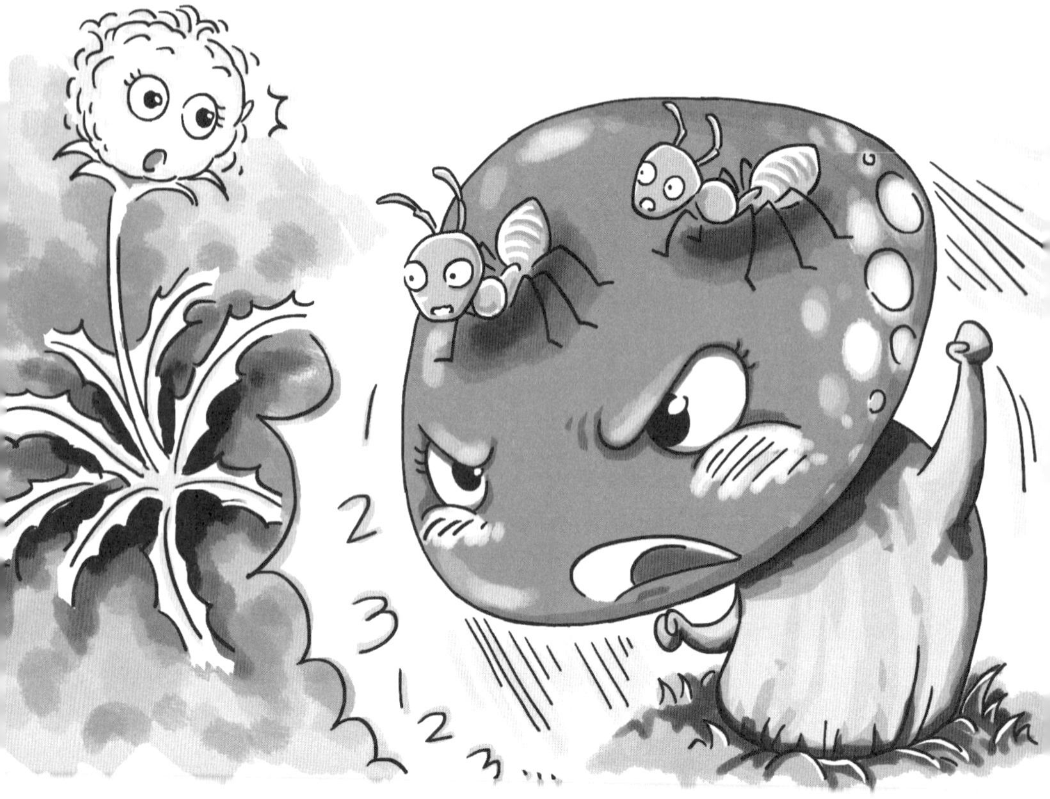

來；她還是在原來的地方，一動也不動。

紅蘑菇急得臉更紅了：「再試一次……一、二、三，飛！」她還是一動也不動。

又試了好多次，小螞蟻都累壞了，從紅蘑菇上掉了下來：「好洩氣呵！」小螞蟻失望的說。紅蘑菇只能紅著臉，無話可說。

「小螞蟻啊，來，我帶你們去遠行吧！」一旁的蒲公英開口了。

「是蒲公英姊姊！您什麼時候變成毛絨絨的了？」小螞蟻好驚奇。

「上來吧！抱著我的小種子試試看！」蒲公英笑咪咪的說。

兩隻小螞蟻半信半疑的爬到蒲公英身上，各自抱著一顆小種子。

這時候，一陣風吹來，毛絨絨的蒲公英種子飛起來了，就像無數白色的小小降落傘。

兩隻小螞蟻真的乘著蒲公英降落傘遠行了，好快活！

「種子弟弟，你會飛起來，真了不起！」大頭大聲稱讚。

「我乘風高飛是為了找一個更好的地方播種，只是順便帶你們去旅行啦！」蒲公英種子說，「除了能飛，我們還是一種中藥材，能給人類治病呢！」

「能治病？」螞蟻兄弟很驚訝。

「是啊！我們有清熱、解毒的功效，適用於熱癤、疔瘡、癰腫、乳癰等症狀，內服外敷都有功效。」蒲公英種子說，「我要扎根，長大後像媽媽一樣成為中藥材。」

「對，像你媽媽一樣，表裡如一，行事謙虛。我很喜歡你媽媽！」大頭真心的說。

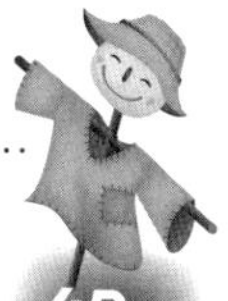

給小朋友的貼心話

蒲公英能飛，而且是有用的中藥材，但待人和善而不自誇；紅蘑菇不會飛，卻態度傲慢又會吹牛。小朋友，你喜歡跟誰做朋友呢？

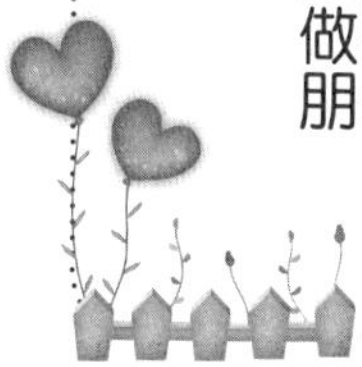

改名問題大——白頭翁

「你是白頭翁？」白頭翁鳥停在一株植物前問。

「是啊，我是白頭翁。」植物看著白頭翁鳥問，「你是誰呀？」

「我也是白頭翁啊！」白頭翁鳥開始抱怨，「真不知中國古人是怎麼搞的，從倉頡造字以來有五千年歷史了，中國文字有十幾萬個，取什麼名字不好，叫什麼『白頭翁』，將我們當成老頭了，而且還是一種植物和一種鳥取同樣的名字呢！」

「就是啊！你後腦袋有一圈白毛，叫你白頭翁還說得過去；但是，我開的是紫色的花，多美呀！叫什麼白頭翁嘛！」植物白頭翁也覺得委屈。

「所以我說古人真是奇怪。沒有看到妳之前，我還以為妳像個老頭呢！想不到這麼漂亮。叫白頭翁真是委屈妳了。」白頭翁鳥說，

「蘆花開的花是白色的，水仙開的花也是白色的，為什麼不叫她們白頭翁，卻叫妳白頭翁，真是想不通！」

「我聽媽媽說，我媽媽也是聽她的媽媽說，因為我們白頭翁的莖與葉都生著密密的白毛，開花後結的瘦果當中也有白毛，像是老年人的白髮，所以就叫我們白頭翁了。」白頭翁說。

「我也是因為後腦袋有一圈白毛就叫白頭翁。有白毛就是老的象

黴嗎？古人就這麼一點想像力呀？現在的年輕人，還有人故意將頭髮染成白色呢！」白頭翁鳥憤憤不平。

「對呀！我看你腦袋上的一圈白毛就很獨特、很新潮呀！你們鳥類不是有一種鳥叫八哥嗎？我想，可以叫你帥哥、潮哥什麼的，比叫白頭翁好聽多了。」白頭翁附和著白頭翁鳥說。

「蒲公英種子的絨毛比你還要白，她卻不叫白頭翁，而是叫蒲公英，多有詩意的名字！妳這麼漂亮，紫雪、紫素什麼的更加適合妳的外形。」白頭翁鳥說。

「紫素！我喜歡這個名字！我們請人類幫我們改名字吧！我叫紫素，你叫潮哥。」白頭翁建議，「不過，我不會走路，改名字的事還得靠你跑腿找人呀！」

「潮哥這名字好，我喜歡。這樣吧，我的朋友鸚鵡懂得人類的語言，我找他幫忙，和人類好好談談。」白頭翁鳥說，「妳就等我的好消息吧！」

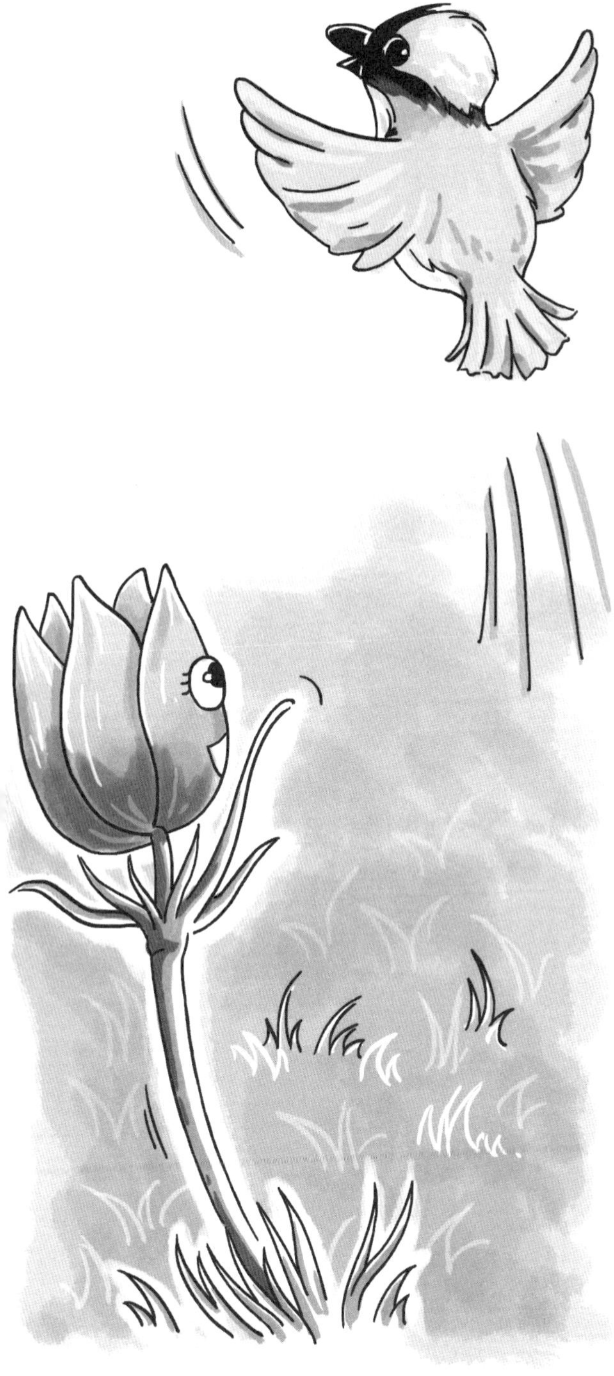

過了幾天，白頭翁鳥總算回來了；一看到白頭翁鳥垂頭喪氣的樣子，白頭翁就知道更改名字的事不順利。

果然，白頭翁鳥說：「想改名字，門都沒有！鸚鵡說了，白頭翁妳是一種中草藥，藥用價值高，善於清除腸胃熱毒，是治療熱毒下痢的好藥材，這些都已經寫進各種中醫藥學書裡；而且妳的名字、性味、功效、主治、用法、用量已經深入每個中醫師的腦海裡，醫生開處方常常用到妳，習慣成自然了；萬一改了名，醫生搞錯了，那是會出人命的。所以，妳的名字萬萬改不得。當然，我也不能改了。」白頭翁鳥說。

「唉！我想，改名字的事就算了吧！人類說得也有道理，我是一種中草藥，歷代本草專著多有記述，改了名可麻煩了！我想，名字只是一個代號，只要對人類的健康有貢獻就夠了。而且，我能和你共用一個名字，也算是有緣呀！」白頭翁說。

聽白頭翁這麼說，白頭翁鳥也釋懷了。從此，他們成了同名的好朋友。

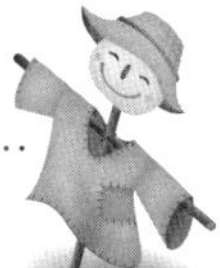

給小朋友的貼心話

英國大文豪莎士比亞說過：「玫瑰不叫玫瑰，依然芬芳如故。」白頭翁說得沒錯，名字只是一個代號，對人而言也一樣，重要的是一個人的品格與行為呵！

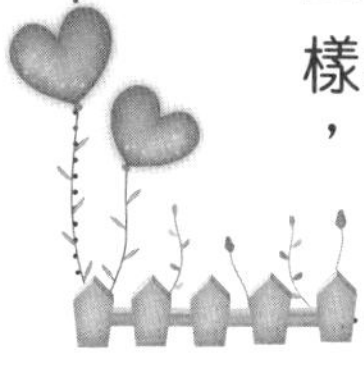

巴圖先生的懊悔——苦杏仁

「狄探長，我害死了我太太，請你逮捕我吧！我也不想活了……」下午五點五十分，猩猩狄威探長整理好卷宗準備下班時，大熊巴圖走了進來；他面色蒼白，目光呆滯，看到探長就跪倒在地，伸出雙手，喃喃的說：「把我銬起來吧，我是殺人凶手……」

「巴圖先生，怎麼回事？你起來慢慢說。」狄探長正要把巴圖先生扶起，沒想到他卻突然暈倒在地。

狄探長交代下屬小猩猩照顧好巴圖先生，帶著助手狗布理火速趕到巴圖先生家。

巴圖先生的家很乾淨，沒有打鬥的痕跡；巴圖太太躺在床上，穿戴整齊，還化了淡妝，像是睡著了一樣。

「狗布理，你檢查一下巴圖太太的狀況。」探長對狗布理說。

狗布理檢查之後說：「探長，巴圖太太還有一點呼吸！嘴邊有一點杏仁味……應該是氰化物中毒！」

狄探長馬上叫來救護車將巴圖太太送醫急救。

「巴圖先生真的殺害太太？這怎麼可能！一定另有隱情。」狄探長和巴圖先生是多年朋友，太瞭解他的為人了。

巴圖先生和太太是恩愛的一對，可說無人不知、無人不曉。巴圖先生是一個成功的企業家；但是，他不管多忙，都會趕回來和妻子共進晚餐，然後一起去散步，森林裡幾乎每一處都曾留下巴圖夫婦的足跡。

知道巴圖先生家出事，鄰居兔子拉拉小姐、松鼠太太都來了。

狄探長問她們：「請問兩位，最近有沒有發現巴圖家有什麼不尋常的地方？像是夫妻爭吵……」

「不可能！」松鼠太太馬上斷然否定，「巴圖夫妻的恩愛是出了名的。前幾天，巴圖太太受了點風寒，咳嗽不止；巴圖先生很緊張，要帶太太去看醫生，太太硬是不肯，她說：『又不是什麼大病，過幾天就好了，不必去看醫生啦！』巴圖先生拿太太沒辦法，只好溫柔的扶太太回家。我當時正好買菜回來，看到了這一幕。真羨慕巴圖太太有這麼體貼的丈夫呢！」松鼠太太很快的把她前幾天看到的描述了一遍。

狗布理聽完後問：「風寒？巴圖太太會不會是自己吃錯藥……」

「不可能！」這一次換兔子拉拉小姐說話了，「今天早上八點，我到巴圖家借熨斗時，巴圖太太還很有精神呢！她一邊吃著苦杏仁、一邊說，巴圖先生知道苦杏仁能祛痰、止咳，就親自上山為她摘採，並下廚做成鹽焗杏仁。巴圖先生真是細心呀！」拉拉回憶著，「好大一盤苦杏仁，巴圖太太還問我吃不吃呢！」

「一大盤苦杏仁？」狄探長問，「妳確定是苦杏仁而不是別

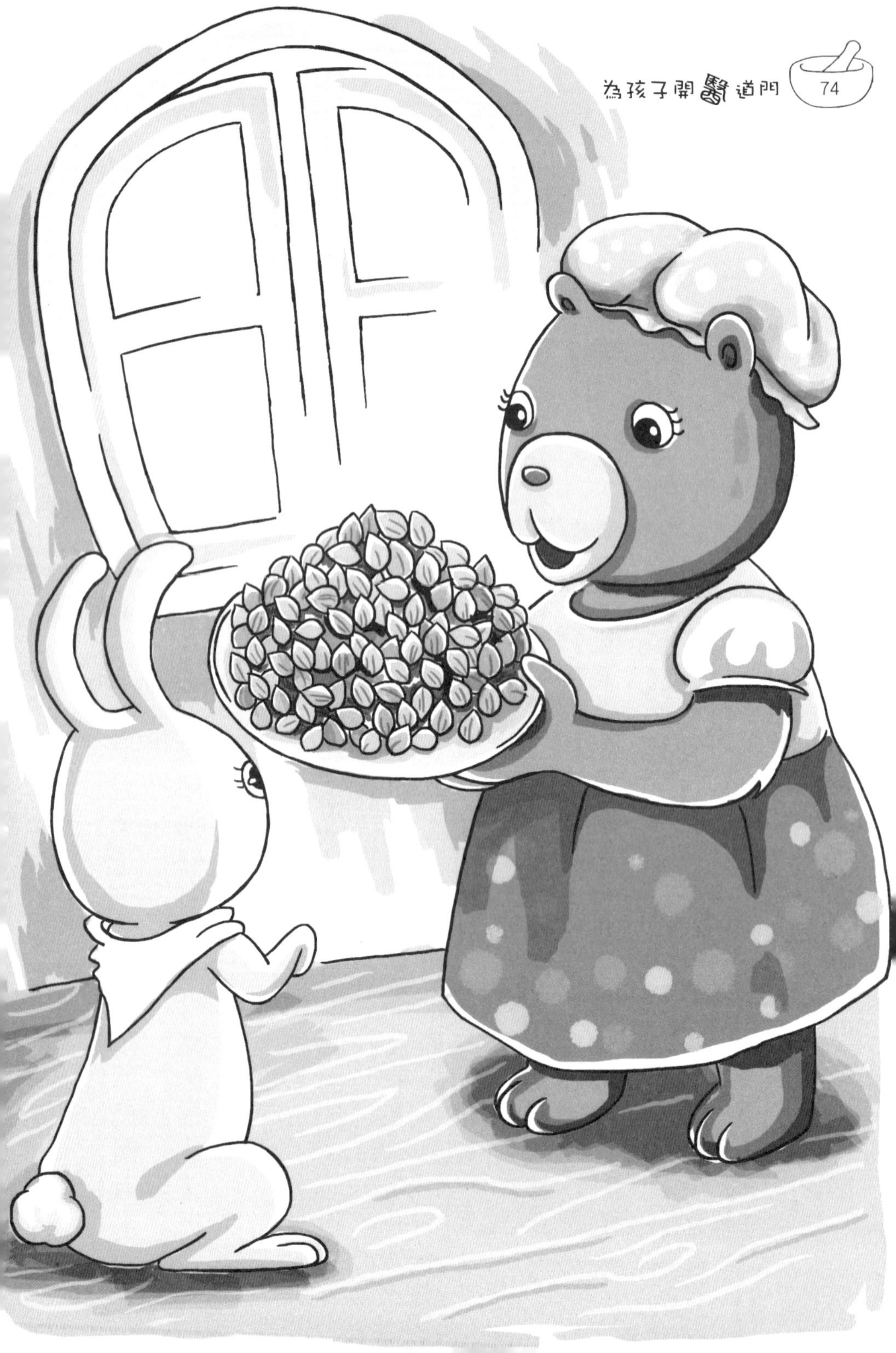

的？」

「對！一大盤苦杏仁，少說也有一斤。」拉拉說得很肯定。狄探長叫狗布理去客廳搜索，果然在垃圾桶找到一些苦杏仁皮。

「嗯……我知道事情的真相了。」狄探長說。

「巴圖太太究竟怎麼中毒的？」眾人的眼光都集中到探長身上。

「巴圖太太咳嗽，深愛太太的巴圖先生做了鹽焗苦杏仁給太太止咳，熊太太卻把苦杏仁當零食吃，吃得太多就中毒了；當巴圖回到家時，太太已經昏迷。巴圖先生之所以說太太是他殺的，應該是他忘了告訴太太苦杏仁不能吃太多，否則就會氫氰酸中毒，他為此責怪自己吧！」狄探長根據人證及物證，推理出這樣的結論。

一行人來到醫院；還好，經過急救，將巴圖太太從鬼門關拉了回來。

「狄探長，真是謝謝你……」巴圖先生喜極而泣，松鼠太太跟拉拉小姐也感動得輕輕拭淚。

給小朋友的貼心話

小朋友，你知道嗎，水喝得太多也會「中毒」呢！即使是中藥，若服用過量也會中毒，甚至致命。當你生病服藥時，一定要遵照醫囑，不要自己隨便吃藥呵！

傲霜鬥雪——雪蓮

接連一個月高溫，太陽像一個大火球般燒烤著大地。中草藥植物園裡的植物熱得受不了，「真熱呀，好像快被晒乾了啦！」麥冬說。

「對呀！我們對人類的健康貢獻良多，人類應該給我們安裝空調才對。」酢漿草說，「我細小的根，根本沒有辦法在炎熱的夏天生活；我只能把種子留下，去睡覺嘍！」

「你們呀，真是身在福中不知福。你們被種在專門的中草藥園裡，有專門的園丁伺候，還想怎樣呀？」博士鳥聽到了麥冬和酢漿草的對話，便說了他們幾句。

「博士鳥呀，你是騎馬的不知道走路的累；你住在曾博士的冷氣房裡，怎麼知道我們熱得難受。」酢漿草不高興的回嘴。

「只是一點兒不舒服，忍耐一下吧！再說，我並沒有住在冷氣房裡；我跟著曾博士餐風宿露，剛從西藏考察回來，就來跟你們說故事了。」

博士鳥清了清嗓子說：「在海拔四千五到五千公尺高的陸坡石灘上，我見到了雪蓮。聽這名字像是嬌滴滴的花，但她生活的環境還真惡劣啊！青藏高原氣候奇寒、終年積雪不化，一般植物根本無法生存；雪蓮卻能在零下幾十度、空氣又稀薄的環境中傲霜鬥雪、頑強生長，從來不叫一聲苦。」

「天呀！那她是怎麼活下來的？」麥冬肅然起敬，「西藏那地方我聽說過，高原反應很大，很多人都受不了呢！」

「雪蓮的主根十分發達，可以插到石縫岩石隙中去，吸收足夠的水分和養料，適應高山粗砂碎石的寒冷乾旱的環境。

「雪蓮的花大而豔麗，真是美極了！六、七月間開花，在莖的頂端生出一個大大的花盤，上面簇生著十至十二個頭狀花

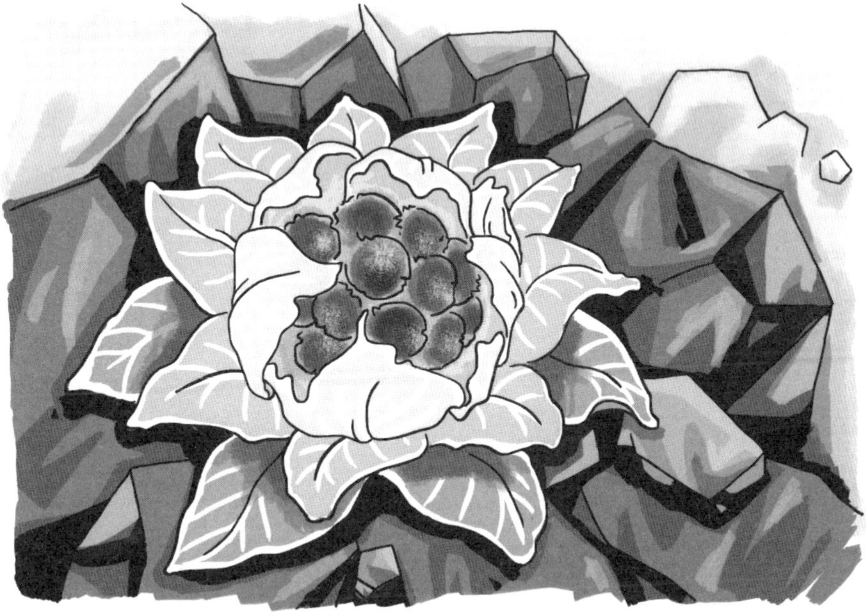

序，花冠是鮮紫色；花冠外是數層白色的膜質苞葉，既能防寒，又能保水和反射強烈的紫外線。每當天氣晴朗、陽光普照的時候，她的葉片和苞葉就舒展開來，接受更多的陽光，一有雲霧便合起來。

「總之，沒有親眼看到，單憑你們的想像力根本想不到人家是怎麼生活的啦！」博士鳥說，「你們生活的條件這麼好，還抱怨什麼呢？」

「是呀，不說別的，光是缺氧就叫人受不了。」酢漿草說，「現在雖然天氣熱，有園丁天天為我們澆水呀！我們還有什麼好怨的呢！」

「雪蓮不但美，還清香襲人，香味可以隨風飄到幾十公尺遠；而且，她是名貴的藥材，莖、葉、花都可用於治療風濕、貧血、消腫、疼痛等症。」博士鳥又仔細說明。

「真了不起！好想見到她呵！」所有的藥園植物都說，「讓園丁請她到中草藥園裡來吧！」

「你們不會見到她的；離開了雪峰，她就不叫雪蓮了。」博士鳥說完後就飛走了。

給小朋友的貼心話

植物的生長離不開陽光、空氣、水及土壤；雪蓮在缺水、缺氧、土地貧瘠的高原上仍能傲然綻放，散發清香；同樣的，惡劣的環境往往也能造就一個人。小朋友，雪蓮的故事給你怎樣的啟示呢？

一舉兩得——苜蓿花

在中國美麗的西北部大牧場，長著一大片、一大片鮮嫩的苜蓿，讓牛、羊、馬、兔等牲畜歡快的大嚼。

某一天，一隻小兔子慌慌張張的跑來大聲說：「各位前輩，哥哥姊姊、弟弟妹妹，大事不好了！」

「什麼事啊？不要緊張，慢慢說。」一匹老馬讓小兔子沉住氣。

「我們快沒有苜蓿吃了啦！」小兔子緩口氣之後說，「聽說人類要把苜蓿都割了！」

「小兔子，你真是大驚小怪。苜蓿是優良的飼用植物，人類在牧場廣為栽培，還不是為了給我們吃得飽飽的？苜蓿不但可以做新鮮飼料，也可以製成乾草、青貯料、乾草粉；所以，除了我們在牧場現吃的以外，一年也要割個三、四次備用，這很正常呀！」老山羊說。

「不是這樣的！我聽到人類說，他們把苜蓿割了晒乾，不是用來做乾飼料給我們吃的，而是燒成灰、提煉鉬。說什麼鉬是一種稀有的金屬，提煉困難，價格昂貴；而紫苜蓿能吸收鉬，所以要將紫苜蓿全部燒成灰，再從灰裏提煉鉬。」小兔子急忙說。

「嗯……有這種可能呵！」年紀最大的老牛說，「人類現在可聰明了，用植物採礦呢！比如，紫雲英吸收硒的能力很強，所以每年當紫雲英長到足夠大、體內積存了大量硒之後，人們就收割、晒乾，然後燒成灰，從灰中提煉硒……」

嚼了幾口草後，老牛繼續說：

「還有能吸收鋁的石松、能吸收銅的堇菜、愛吃鎳的錦葵……這些植物都會被燒成灰，提煉其中所含的金屬。所以，大家快吃吧！以後可能真的吃不到香甜的苜蓿了。」

牧場上的動物們放開肚皮大

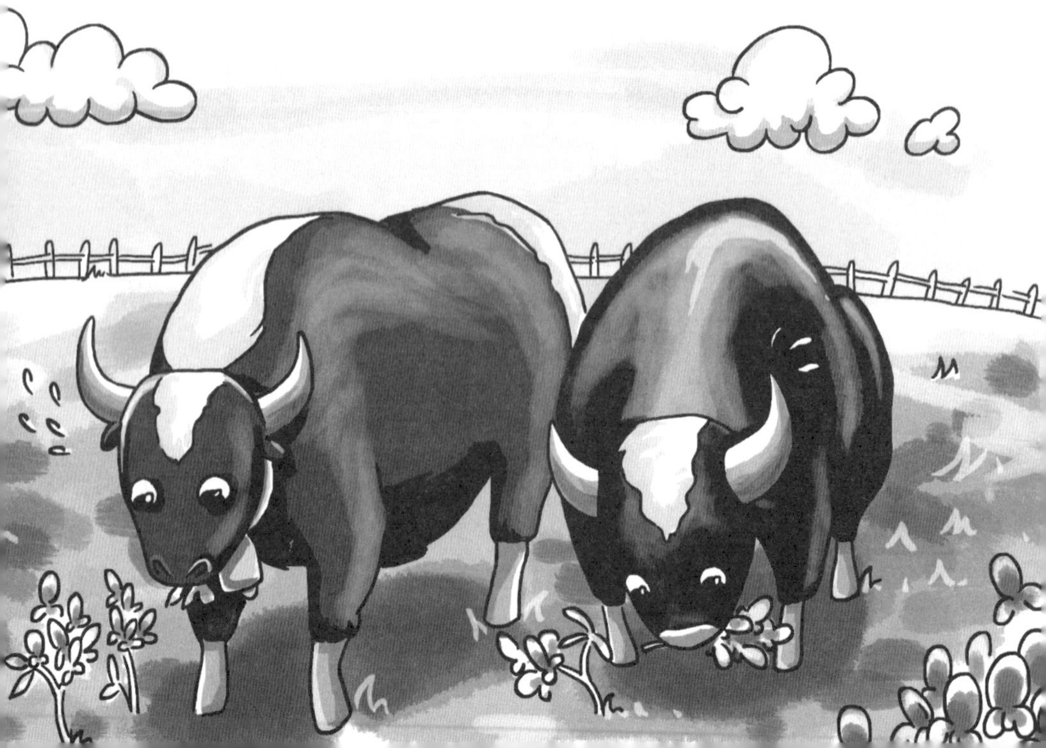

嚼，能吃一天算一天。不過，日子一天天的過去了，苜蓿依舊在哩！藍紫色的苜蓿花開得燦爛絢麗，好看極了。

此時，牧區裡運來了一箱箱的蜜蜂，蜜蜂們開始在花間忙碌。

「怎麼回事？看來人類更需要苜蓿花蜜，不提煉鉬了。」各種牲畜都很高興。

「我想，人類之所以改變主

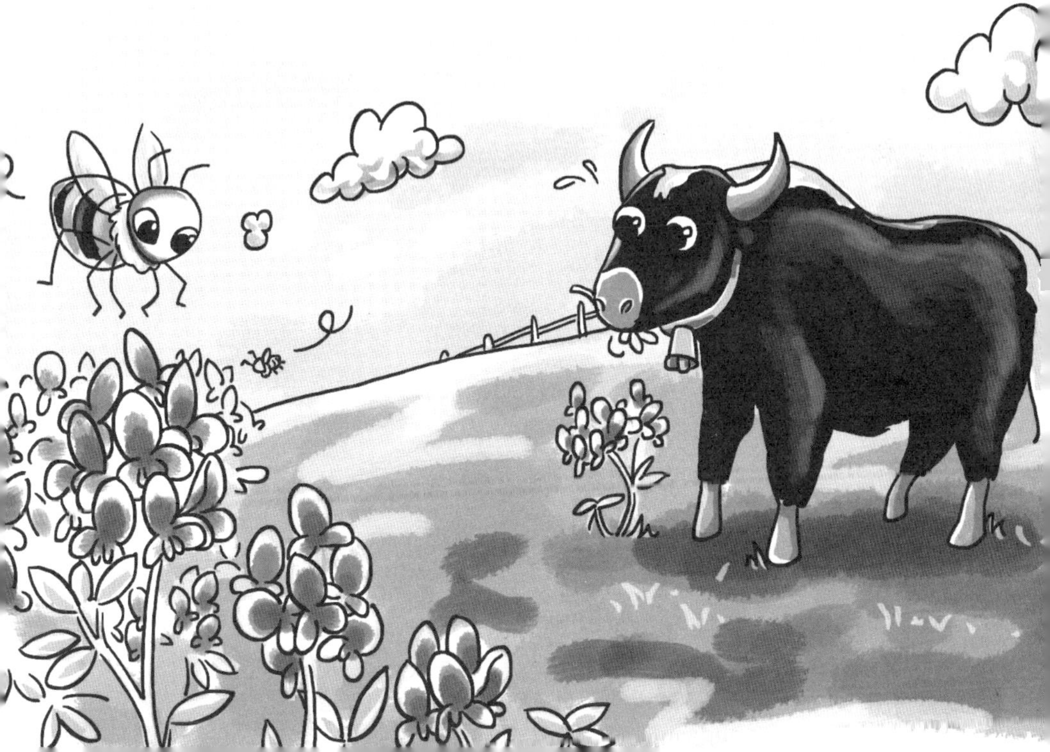

意，可能是因為苜蓿是一種中藥材，能為人類治多種病，所以他們也捨不得把苜蓿燒了吧？」小兔子說。

「大家好！」這時，一隻飛到他們之間的蜜蜂說話了，「我聽到你們的討論嘍！不過，人類的想法跟你們說的不太一樣。」

採了些苜蓿花蜜後，蜜蜂又說：「鉬是一定要提煉的；但是，苜蓿是很好的牧草，把它們燒成灰提煉鉬，那你們吃什麼呀！你們也是寶，不能厚此薄彼。所以，科學家進一步研究後，發現苜蓿花粉中的含鉬量特別高，所以就讓我們來擔任提煉鉬的『加工廠』。

「我們採集花粉、釀成蜂蜜，人類再從蜂蜜中提煉出寶貴的鉬來；如此一來，苜蓿用不著燒毀，保住了你們的食物，蜂蜜經過提煉後依然香甜、營養。」小蜜蜂得意的說。

「哈哈！真是一舉兩得的好辦法啊！人類的腦筋不錯嘛！」動物們一同歡呼，在苜蓿花間愉快的跳躍，苜蓿花田成了一片歡樂海洋。

給小朋友的貼心話

想不到，從植物中可以提煉出稀土呢！苜蓿的這個故事又給你什麼啟示？換個想法或方法，說不定能讓事情做得更順利、圓滿呵！

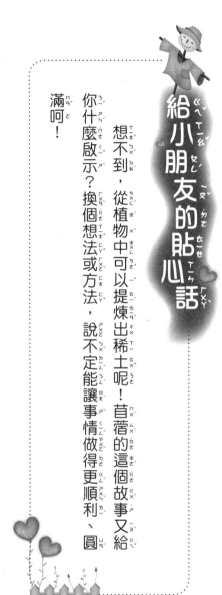

換個想法——獨活與羌活

「你說，地球上如果只有一種植物生存，這種植物活著還有意義嗎？」中藥植物園裡的獨活對自己的名字有感而發，和羌活聊起天來。

「當然沒有意義嘍！連一個說話的人都沒有，那是非常孤獨的。」羌活想都不想就回答了。

「對呀！連植物都明白，人那麼聰明，為什麼就不明白呢？」獨活想到自己的名字就生氣，「叫『壯活』、『樂活』、『慢活』的不好嗎？偏偏叫我『獨活』；難道地球上就我自己能活嗎？」

「呵呵！名字嘛，一個符號而已，不要太計較啦！」羌活說。

「你可能是被羌族人發現的，所以叫羌活——為了羌族人而活；那麼，我就是自己發現自己、自己為自己活著吧！」獨活自嘲的說。

「獨活呀！你這樣想的話，人家會以為植物就只是木頭，只會單向思考呵！」一隻大花貓不知什麼時候來到獨活的跟前。

「獨活不一定是『自己活』；你可以解釋為『這活兒只有你會做』，或者『這活兒你做得最棒，是你的獨創絕活！』」

「哎呀！還是大花貓你聰明，一語點醒夢中人。」獨活有些激動，「我怎麼不會這樣想呢？笨呀！」

「獨活呀，你有什麼本事，說來聽聽，或許我能幫你重新取一個好名字，到人類那兒請他們給你改名。你是知道的，人類很喜歡我呢！」大花貓神氣的抖動著身子說。

「不用了，我忽然覺得我的名字很好聽。獨活，獨一無二，好有個性呀！」換個想法，獨活的心情完全不一樣了！

「不過，我還是願意說說我的本事給你聽。我是一種溫性藥物，能祛風濕、止痛，與羌活的功效相似；在治療全身風濕痛時，往往會將我們二活（羌活與獨活）一起用，因為羌活比較擅長治上半身的骨節痠痛，我擅長治下半身的腰膝痠痛。」

「我明白了，你果然有一手嘛！我家主人風濕骨痛，就讓他用你們二活吧！」大花貓說。

「對了，我的本事還沒有羌活大；他除了治療風濕痛，還可以用於感冒風寒引起的發熱、畏寒、頭痛、骨節痠痛、無汗等症狀。」獨活說。

「你們都是好樣的。『二活』要好好活；活得好，才能做得好！」大花貓說。

「是呀！我們要好好成

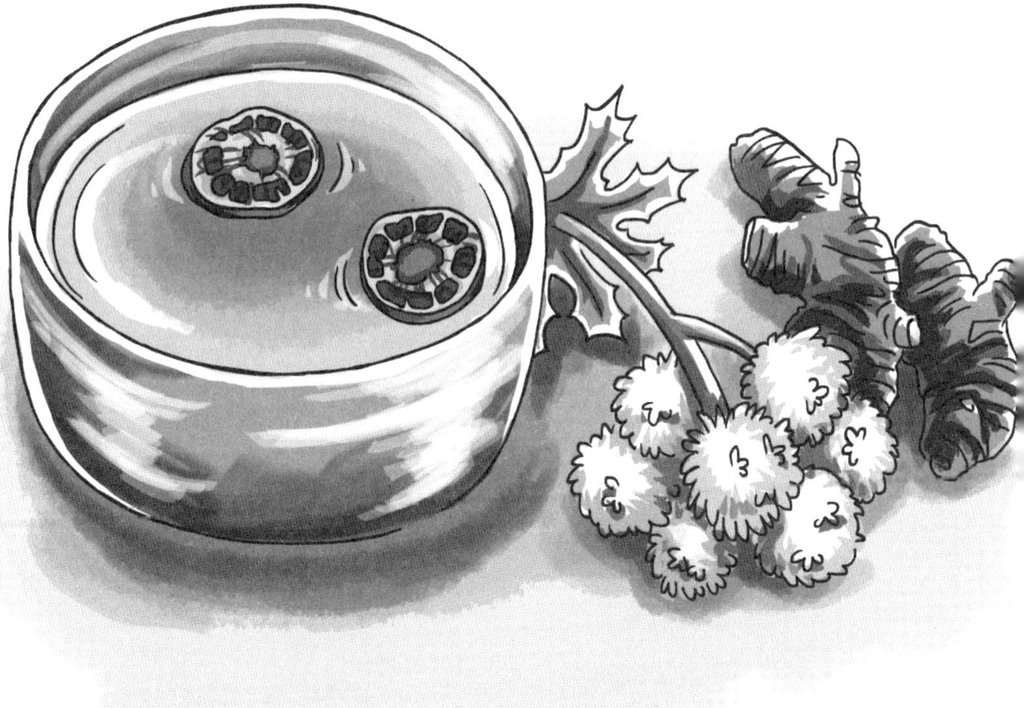

長，才能做上好的中藥材。」獨活信心滿懷，不再為他的名字耿耿於懷了。

給小朋友的貼心話

「獨活」原本不喜歡自己的名字，只是換個正面的想法，心情就不一樣了。小朋友，想想看，在日常生活中，你能不能常用「正面思考」呢？

古老的植物——銀杏

秋天到了，金黃色的銀杏葉飄呀飄，像是一把把美麗的小扇子。

嘟嘟熊，胖胖豬、跳跳猴，紅狐狸利利、大鼻狗、松鼠蓬蓬等一群小動物都在拾銀杏葉，每個人都把口袋裝得滿滿的。

「小朋友，你們拾銀杏葉是做書籤還是做勞作呢？」路過的兔子拉拉問。

「我們把銀杏葉撿回家洗乾淨後泡茶喝。」紅狐狸利利很自豪的說，「我媽媽說銀杏葉有很高的藥用價值，可以治很多種病，還可以美白去皺呢！」

「不可以啊！銀杏葉含有毒成分，直接泡茶喝會引起陣發性痙攣、神經麻痺、瞳孔放大、過敏和其他副作用。要告訴你們的家人決不可以直接泡茶喝！」拉拉把小朋友叫過來，告訴大家。

「為什麼不可以？以前妳就給我喝過銀杏葉茶，銀杏葉茶不就是用銀杏葉泡的嗎？」嘟嘟熊不解。

「我以前給你喝的銀杏葉茶是加工過的。首先是採葉——摘取綠色葉片，用清水洗淨後攤開晾乾；然後要殺青——用大鐵鍋，從鍋底翻抓青葉，待葉片青草氣味消失，成黑綠色後再出鍋；接著搓揉——輕搓寬葉成長條狀，二次殺青後再炒成茶，製作工序是很複雜的。如果你們喜歡喝，拉拉姊就做給你們喝。」拉拉說。

「天呀！想不到這麼複雜！我以為把葉子撿回家後洗乾淨就可以泡茶喝了，我媽媽也是這樣說的。」跳跳猴說，「幸好遇到拉拉姊，要不然我們就中毒了！」

「看來，你們對銀杏樹還不是很瞭解呀！」兔子拉拉說，「我講銀杏樹的故事給你們聽吧！」

小動物們就坐在金黃色的銀杏葉上聽拉拉講故事。

「銀杏樹是世界上最古老的樹種之一；遠在二億七千多萬年前，銀杏的祖先就出現了。和當時遍布世界的蕨類植物相比，它算是高等植物呢！到了一億七千多萬年前，銀杏已和當時稱霸世界的恐龍一樣

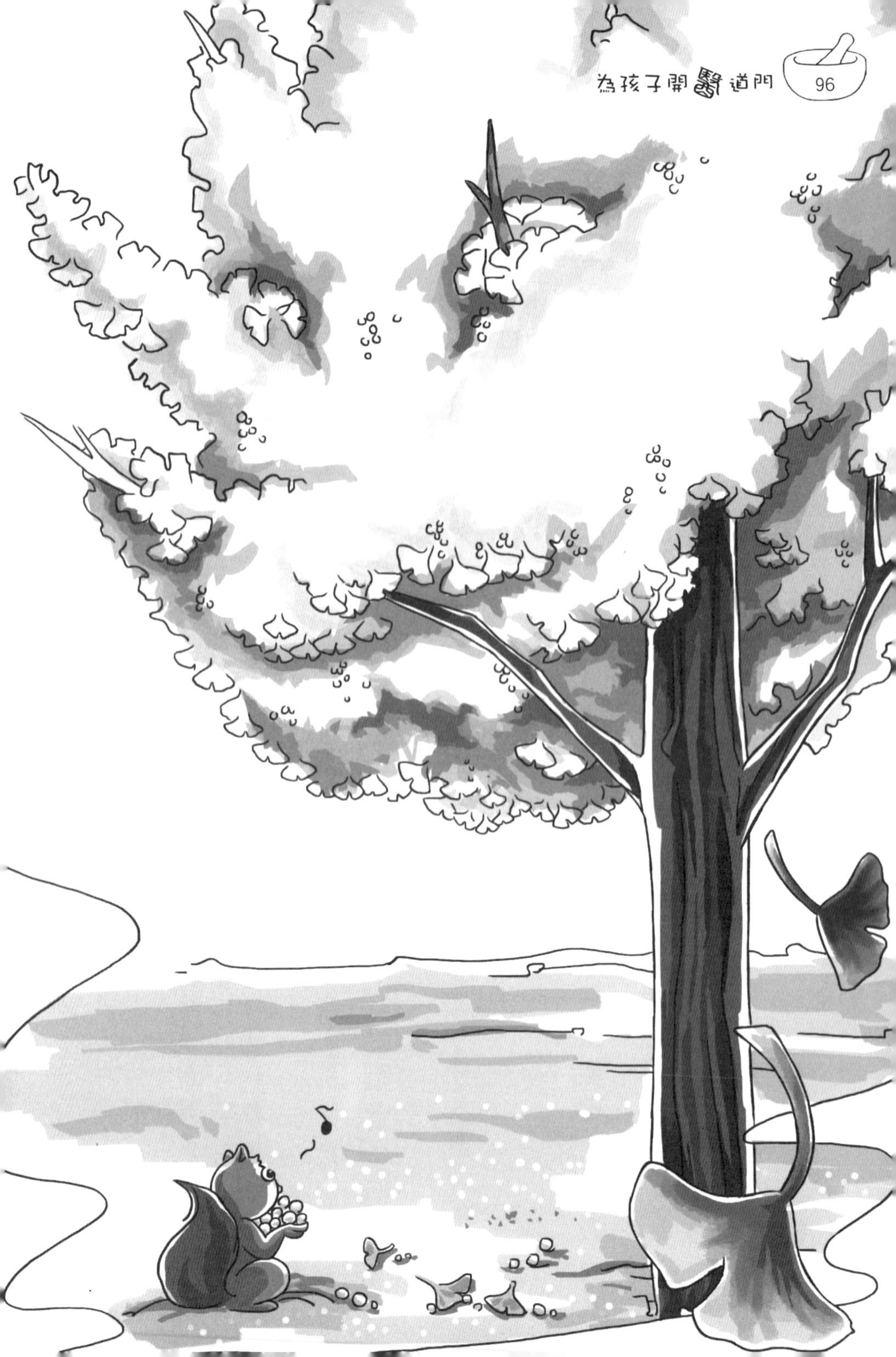

遍布世界。

「在冰川運動時期，絕大部分銀杏像恐龍一樣滅絕，只有在中國部分地區保存下來一點點，流傳到現在，成為稀世之寶，因此被科學家稱為『活化石』、『植物界的貓熊』，是最古老的孑遺植物。

「銀杏樹又叫白果樹，生長較慢，壽命極長；自然條件下，銀杏從栽種到結果要二十多年，四十年後才能大量結果，因此別名『公孫樹』，有『公種而孫得食』的含意，算是樹中的壽星。銀杏樹具有欣賞、經濟、藥用價值，全身是寶呀！」

「白果我吃過，很好吃！」松鼠蓬蓬說，「你們上我家去吧，我給你們每人一些。」

「白果內含有氫氰酸毒素，毒性很強；為預防白果中毒，不要多吃，更不能生吃白果呵！」拉拉提醒大家。

「好的！謝謝拉拉姊！」大家一起到松鼠家去了。

給小朋友的貼心話

小動物們以為銀杏葉可以直接泡茶喝，差一點兒就中毒了呢！小朋友，很多事情不能只看表面或只是「聽說」，要仔細判斷與研究呵！

消暑聖品——薄荷

夏日，太陽燒得像一個大火球，吐著火舌，把大地烤得滾燙，知了躲在樹葉下也高聲喊著：「熱呀！熱呀！」黃狗喘著氣，吐著長長的舌頭散熱；老牛的鼻子上汗淋淋的，一大滴、一大滴的汗直往下掉；小豬找到了一個爛泥坑，在爛泥坑裡打滾、不肯出來；鴨子急急衝到河裡游泳；小雞撲搧著翅膀引來微風，想要涼快一下……

「熱得受不了啦！」大家不約而同的說。

這時，青蛙弟弟頂著一張荷葉來了，給大家帶來好消息：「兔子拉拉姊請大家到她家去喝茶呢！」

「看來，拉拉又製作了一種好茶，在夏天喝最好了吧？」黃狗、老牛說。

「對啊！天氣這麼熱，吃什麼都沒胃口，喝茶最適合。」小豬從爛泥坑裡慢慢走出來，和黃狗、老牛一起到拉拉家去，後面跟著小雞和小鴨，知了在前面飛，青蛙走在最前頭。

到了拉拉家，大熊伯克已經在了。「快進來吧！來遲就沒有嘍！」大熊開玩笑的說。

拉拉會給我們喝什麼茶呢？茉莉花茶？薰衣草茶？菊花茶？金銀花茶？大家都在猜。

「不管是什麼茶，拉拉泡的茶都會是好茶，很好喝！」伯克說完還嚥嚥口水，「我就喜歡喝拉拉泡的茶，不管是什麼茶。」

過了一會兒，拉拉端著一壺茶出來了對大家說：「剛剛好，茶涼了。」

「喝涼茶？」伯克問。

「對呀，解暑當然是喝涼茶了。」拉拉給每人倒了一大杯。

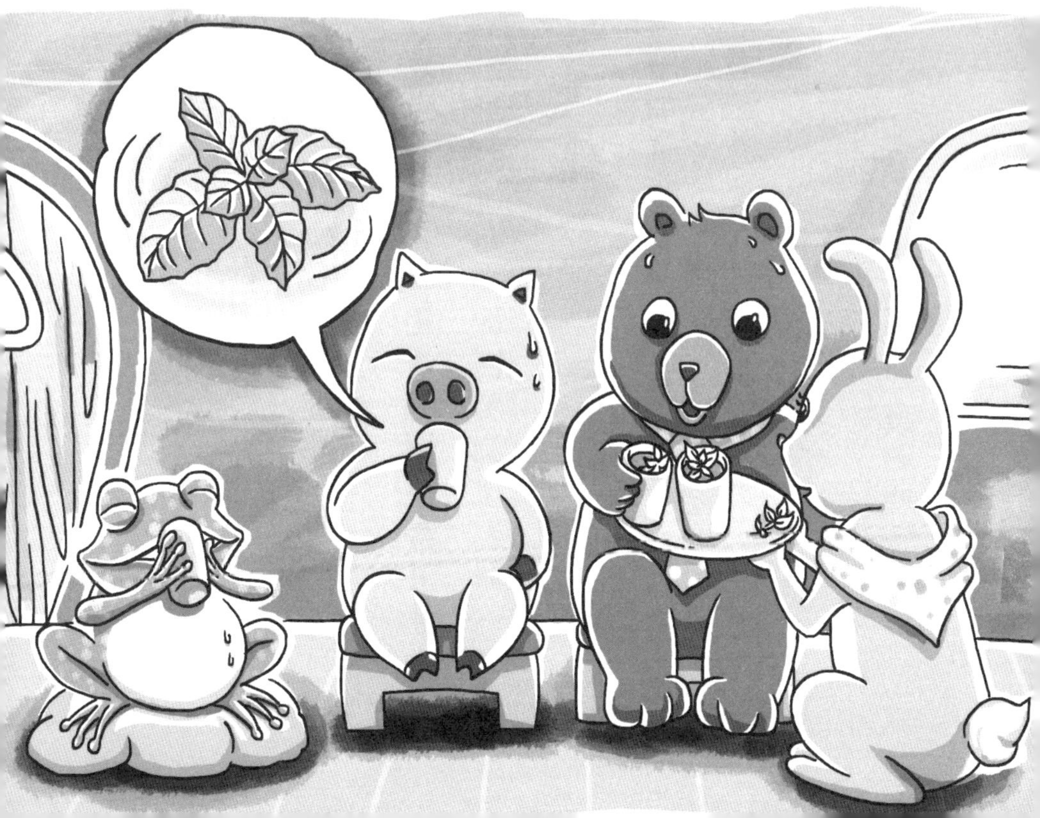

大家迫不及待的拿起茶杯喝起茶來。

「呵！好香呀！還涼涼的，真是沁人心脾呀！」性急的小豬端起茶杯大口大口的喝，一會兒就喝光了。

「這是我從山上採來的薄荷。薄荷不但清涼爽口，能作為消暑佳品；在中醫學上，早已把薄荷的莖葉入藥，用來治療發熱、頭痛、咽喉腫痛、皮膚瘙癢等疾病。」拉拉說。

拉拉喝了口茶後接著說：「薄荷的莖和葉子含有大量的薄荷油，馥郁芳香而清涼，薄荷全身的清涼香味就是從這裡來的。炎炎夏天，用薄荷葉泡茶，待冷後喝能解暑呢！」

只見伯克端著茶杯慢慢品嘗，還一直說：「好喝！真好喝！」

黃狗滋滋的吸著，舒服的說：「真爽快啊……」老牛嚼著浮在杯面的薄荷葉讚不絕口：「不錯！不錯！」……一杯下肚，大家暑氣全消。「哈哈……這樣子過夏天也不錯啊！」大家心情舒暢，拉拉的小木屋傳出了一陣陣爽朗的笑聲。

給小朋友的貼心話

夏日炎炎，喝一杯冷飲，或吃一片冰鎮西瓜，一定很爽快！可是，小朋友別忘了，冷飲不可多喝，生冷食物不可多吃，小心拉肚子。還有，千萬不能到沒有救生員的地方玩水呵！

誰是中草藥王？——人參

夜幕降臨，園丁回家了，中草藥植物園安靜了下來；有的植物收起葉片睡覺去了，有的在看天上的星星，有的在想心事，有的什麼也不做，靜靜享受著夜風輕拂……

「各位！打攪一下，我有一件事要和大家商量。」藉著月色，大家看到了說話的是金錢草。

「什麼事呀？早上為什麼不說？」甘草問。

「當然是大事嘍！關係到我們中草藥的大事。」金錢草故作神祕，「你們想知道嗎？」

「別賣關子啦！有什麼話就快說，還吊我們的胃口哩！」不知誰不滿的嚷嚷。

「各位聽我說。我聽博士鳥說過，動物王國獅子為王，花卉世界牡丹稱皇，海中霸王則是鯊魚，人類世界各國則有總統或首相之類的當首領，而我們中草藥界還沒有人當王呢！」金錢草清了清嗓子說，「所以呢，我想當中草藥王，請大家支持我！」

「金錢草，你也太不自量力了！中草藥王哪輪得到你，你有多大能耐？」刺五加連說話都帶刺兒。

「我有利尿、通淋等作用，適用於腎結石、膀胱結石和肝膽結石等病症，你明知故問嘛！」金錢草把自己說成了化石專家。

「就這點能耐就想當中草藥大王，真是笑死人呀！」刺五加笑得肚子都痛了。

「別爭了，還是讓我來當藥王吧！我本來就是王，出生名門望族，『王不留行』是我名。我有活血、通經、消腫及催乳等功效，適用於月經不調、經閉不

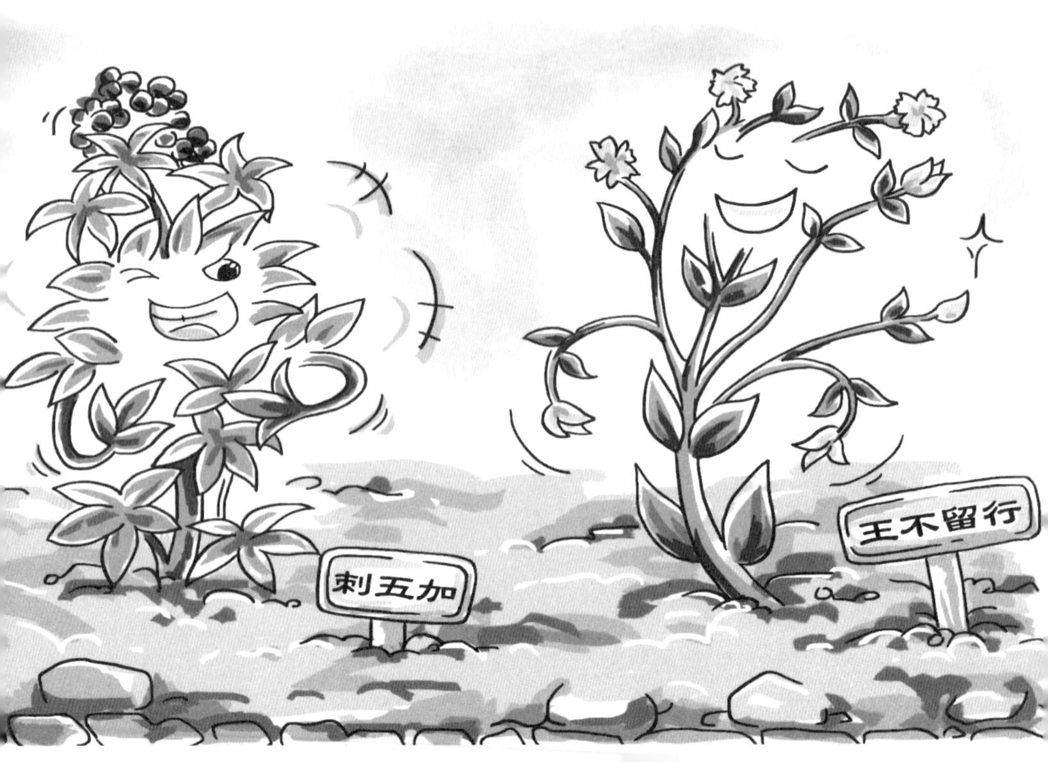

通、瘡癰腫痛及產婦乳汁稀少等症。」

「王不留行！名字就遜掉了，還名門望族呢！本事也不是很大呀！」刺五加說話總是一針見血。

「大家別吵了！我想，人參最有資格當中草藥王。我們都知道，冬蟲夏草、人參、鹿茸是中醫藥界公認的中藥材三寶。鹿茸

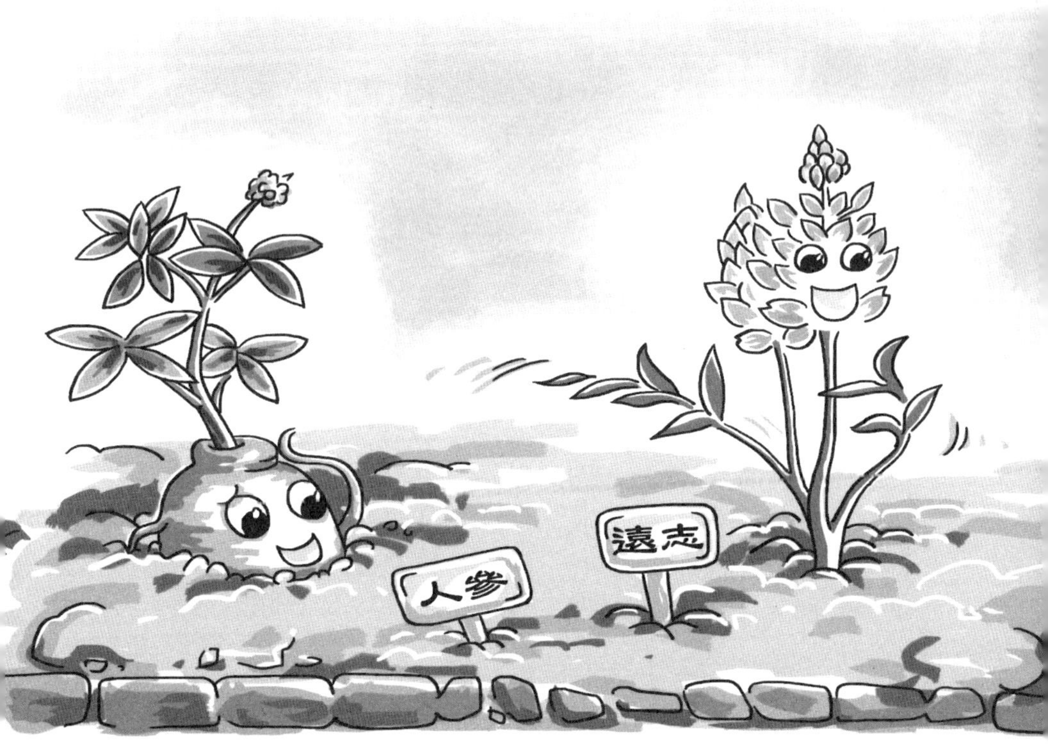

是動物的角；冬蟲夏草是菌類，不是植物也不是動物；人參才是中草藥，有補氣、安神、生津止渴等功效，能挽救虛脫、脈搏微弱等病情危急的症狀，當中草藥王可說實至名歸。」遠志極力推薦。

「哪裡、哪裡！中草藥誰沒有自己一兩樣治病救人的本事？這是最基本的，否則就不是中草藥了。我也沒有什麼特殊貢獻，只是和中醫藥界的朋友一起盡自己的能力為人類治病罷了。」人參很謙虛，說得很有道理，讓大家更佩服他了。

「我想，遠志大哥說得對。我贊成人參大哥當我們的中草藥王。至於遠志大哥，有補益、安神的功效，古人說他能『益智強志』，所以叫遠志；就憑這一點，我認為他當中草藥王國的宰相是最合適不過了。憑他的聰明才智，一定能輔助人參王帶領我們中草藥國，邁向繁榮昌盛的未來。」甘草說完，大家歡呼叫好，一致通過人參為中草藥王。

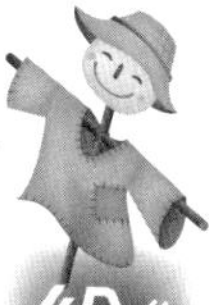

給小朋友的貼心話

金錢草及王不留行自以為了不起，卻讓人家不以為然；人參對於自己的功效相當謙虛，並肯定所有中草藥的貢獻，這樣的態度反而讓所有中草藥選他為王。小朋友，想想看這是為什麼呢？

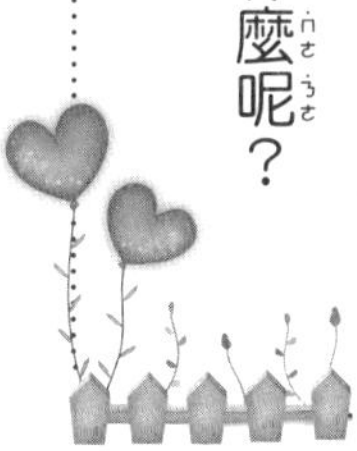

人參及四大參

攀親——

自從人參被大家選為中草藥王後，中草藥們都想和人參沾上一點邊；因為，若和人參成了親戚，那就是皇親國戚，臉上有光呀！

當天空披上黑斗篷，大地漆黑一片時，藉著月光，丹參、玄參、黨參、太子參都來到人參大王面前。

「拜見父王！父王萬歲、萬歲、萬萬歲！」太子參一見到人參就下跪。

「不敢當，請快起來！你是？」人參急忙將太子參扶起來。

「我是太子參，您的兒子啊！」太子參說，「每個大王都會立太子，我就是名副其實的太子。」

「不對呀！據我所知，你是屬於石竹科的多年生草本植物，而我是五加科多年生草本植物，你我品種不同。你還有一個別名叫『孩兒參』，是因為你的根部細小，只有一、二寸長，對吧？」人參慈祥的看著太子參問。

「大王英明！儘管我們不同科，但我們都有補氣的功效，適用於氣虛衰弱，倦怠無力，食欲減退及津液不足、口渴等症；孩童病後身體瘦弱無力，很多時候就用到我了。我雖不是您的親生兒子，但您可以認我為義子啊！」

「好！你就當我的義子吧！我很喜歡。」人參很乾脆的答應了。

黨參見狀，連忙上前一步說：「參見大王！我叫黨參，屬於桔梗科多年生宿根草本植物，有補氣、補血等功效，四肢無力、食欲減退、貧血、頭暈、面色蒼白等症狀，都可以用到我，可以說我的補氣功效和您相似；很多人怕四君子湯喝了上火，有時就用我代替您。」

「沒錯，黨參，你是我的好兄弟呀！雖然我是補氣藥，如果沒有氣虛病症而隨便服用，有時反而對身體有害；有些人認為人參是補品，以為吃了對身體總有好處，這是錯誤的想法。人參雖不可濫用，黨參倒是常吃無妨。」

「王兄過獎，小弟不敢當呀！」黨參喜孜孜的；想不到，自己還沒有開口認親，人參就主動和他稱兄道弟了。

「丹參，你過來！」人參向丹參招了招手，「如果我沒有記錯，你屬於唇形科的多年生草本植物，有活血、祛瘀、涼血及安神等功效，可預防心腦血管疾病。」

「是的，大王，您的記性真是不錯。」丹參並沒有恭維

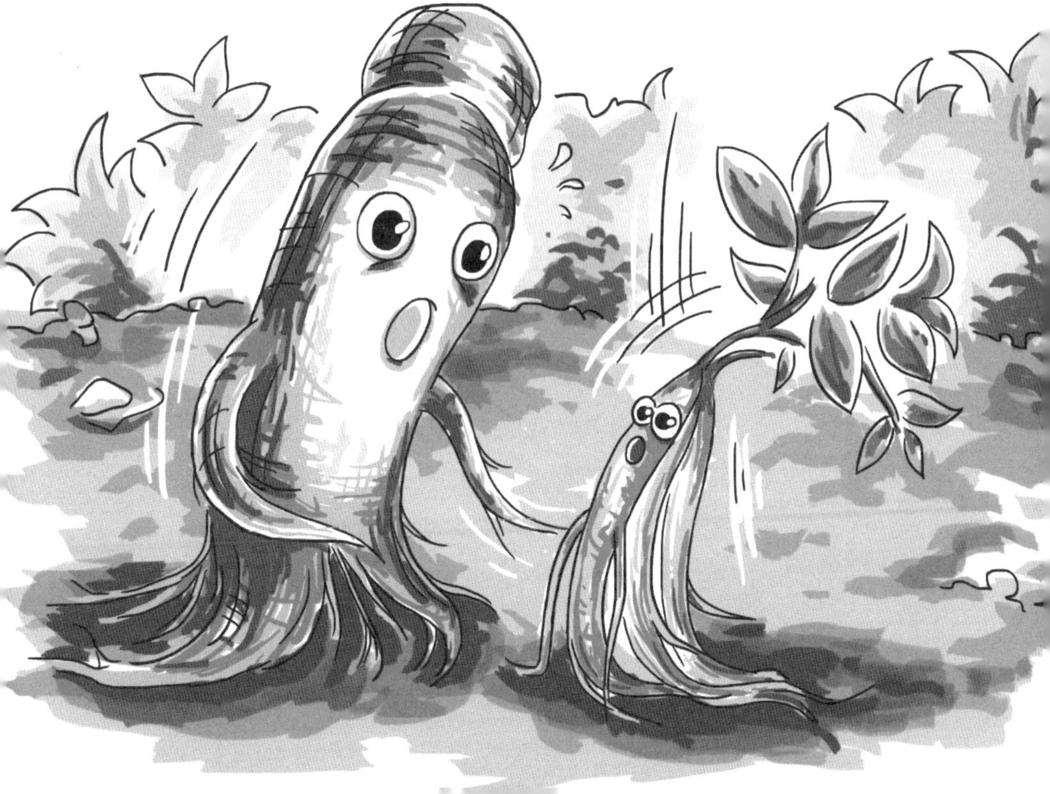

的意思。

「還有玄參，你屬於玄參科，是一種多年生草本植物，本領也不小呀！有清熱、解毒、生津、潤腸、明目等功效；如有口渴舌燥、咽喉腫痛等症狀，就是你發揮的時候啦！」

聽人參這麼說，玄參也很開心；看來，今晚來攀親實在太值得了。所以玄參大膽進言：「大王，我們四參都是有一些本事的，算是您的義子、義弟；那麼，可否給我們封官晉爵？」

「哈哈哈！我哪有這個權力呢！」人參哈哈大笑，「我不是真的大王，你們喜歡叫，我可管不了。我要告訴你們，我和你們一樣，只是一種中草藥，能為人們解除某些疾病而已。」

「這……」四參面面相覷。

「我們是兄弟、是保衛人類健康的戰友，彼此是平等的。好了，你們快回去吧，脫離泥土太久會使你們元氣大傷的。」人參說。

四參有些失望的回到了自己的地盤，把根深深的扎入地下。

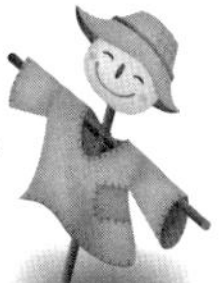

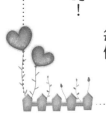

給小朋友的貼心話

人參雖被稱為「中草藥王」，多吃對身體可不見得有益呵！每種中藥對治不同症狀，各有各的用處，本來就難分高下；每個人也是一樣，各自有不同的能力與貢獻，人格是平等的呵！

老朽無影——艾灸穴道

「豬友錢先生家失竊了！」一大早，猩猩狄威探長就接到報案，早餐來不及吃，帶上助手狗布理馬上前往暴發戶豬友錢家。

「狄探長，你總算來了，我放在床頭的那顆五十克拉鑽戒昨晚被偷了！那可是我花了好多錢買的哩！你若是找不回來，你就看著辦吧！」豬友錢生氣的對狄探長頤指氣使。

狄探長不理他，只是冷靜的問：「你這幢豪宅很堅固，門口有警衛巡邏，而且還裝有保全系統；所有門窗也都完好無損。有誰那麼高明，能進入這座堅如堡壘、連隻蒼蠅都飛不進來的豪宅，偷去你床頭的戒指，卻讓你毫無覺察呢？」

「是無影！」豬友錢說。

「無影？」狄探長有些驚愕，「你怎麼知道？」

「他留下的紙條。」豬友錢拿出一張紙條說，「這是他放在床頭的。」

「這怎麼可能？無影是三十年前赫赫有名的神偷，已經從江湖消失許久；按歲數算，他應該有一百零五歲了，可能已經早就不在人世了；就是不死，也不可能保持這樣的功力行竊啊！」狄探長說。

「探長，您說的無影就是那個猴子嗎？您爺爺抓了一輩子都抓不到的那個劫富濟貧的俠盜？」狗布理小聲問。

「什麼俠盜！偷就是偷！那個猴子輕功了得，還會縮骨術，所以總能從不可能的地方進入室內行竊，不留下任何痕跡，而且作案必定留下字條，敢做敢當。爺爺當年花了半生心血也無法將他捉拿歸案……」狄探長感慨，「想不到，他現在又出現了！」

「狄探長，我想不會是無影吧！可能是冒無影的名，或者是他的後人？因為無影已經是老朽了，一百零五歲的人連走路都難呀，還能作案？不可能！」狗布理說。

豬友錢不耐煩了：「我管他有影、無影！總之，你快給我找回來吧！」

狄探長的眉頭都糾結在一起了。回到探長室，翻出了爺爺留下的有關無影的卷宗，一直看到深夜，不知不覺的睡著了……

「探長！醒醒，不好了！」

第二天一早，狗布理趕來通報說，「狐艾現太太報案，無影又偷了狐艾現的紅寶石項鍊！」

狐艾現太太是城裡有名的貴婦，總愛炫耀她買的新衣服、新

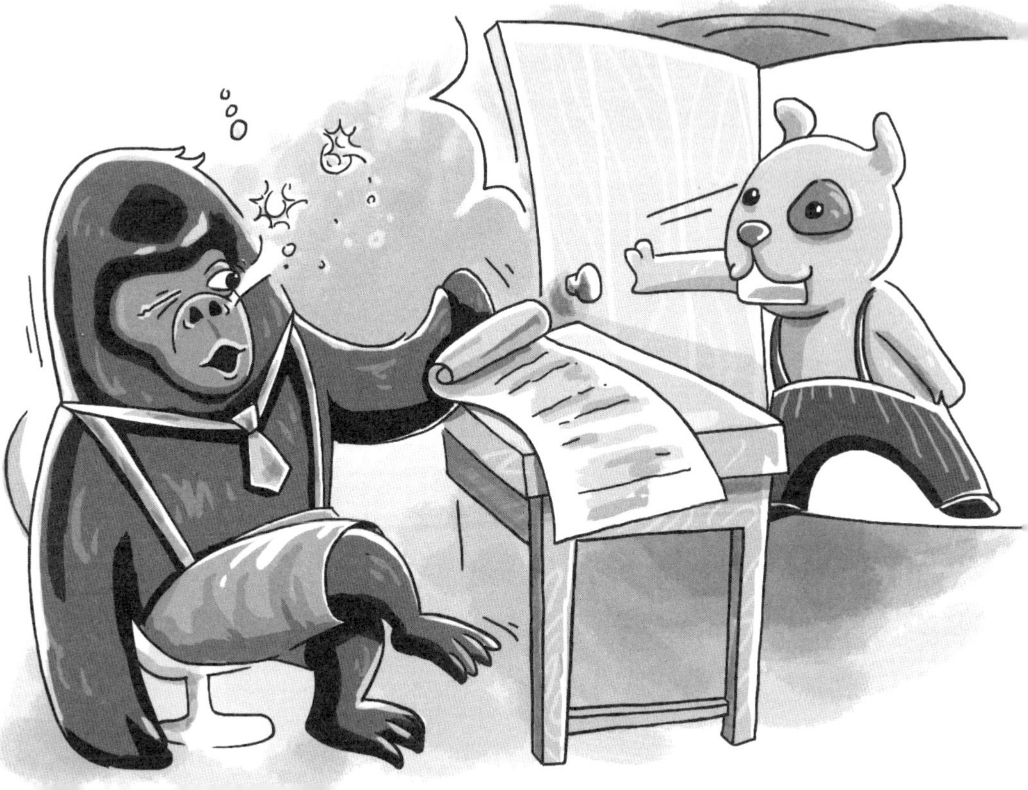

珠寶，卻捨不得捐點錢給社福團體。

正當狄探長為了兩起竊案奔波時，西寫羊家也被偷了。西寫羊專放高利貸，收藏了不少名錶；卻在眾目睽睽之下，被無影搜括一空，沒人知道發生了什麼事。

一個月過去了，狄探長連無影的樣子都不知道，更別說抓了。狄探長覺得自己有虧職守，打算自行辭職。

這時，卻有一隻猴子不知不覺的出現在探長室。「你是誰！」發現有人侵入的探長，馬上大聲斥喝。

「狄探長，我就是無影，來向你投案的。」猴子聲如洪鐘，看起來像是只有二、三十歲的年輕人。

「你是無影？據我所知，無影已經一百零五歲了；你還這麼年輕，怎麼會是無影呢？請你別來煩我了。」狄探長想將這個不速之客趕出去。

「請你看看吧！」只見猴子拿出一個戒臺；一比對照片，果然是豬友錢的。

「哈哈！真對不起，我對這些人實在看不過去啦！給你跟你爺爺添麻煩了。哈哈！」無影大笑。

狄探長也只能無奈的笑著：「我輸給你了。不過我想知道，你怎能保持那麼年輕的樣子，功夫還那麼高強？」

「也沒什麼，我精通中醫藥學，懂得很多中醫知識及運用方法。

我每天用艾草製成艾絨，放入特製的艾灸容器內點燃，溫灸神闕、湧泉、足三里三處穴道，所以能延年益壽。雖說仍精力旺盛，但做完這一次，城裡應該不需要『俠盜』了，我就自動投案嘍！」

無影雖然看來年輕，但實際年齡已大；法官斟酌之下，就判他「社會服務」——教大家習武、養生，讓他算是老有所為，安享晚年。

給小朋友的貼心話

小朋友，不一定要年紀大了才開始注意健康及保養；每個人從小就可以學習養生，讓自己活得更健康、更有精神呵！跟親愛的家人一起學習養生之道吧！

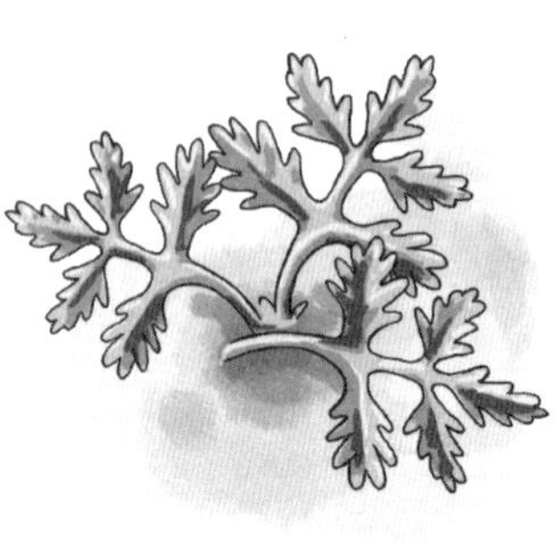

我不想長大——大麻

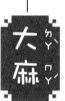

陽光溫暖的撒落大地，中藥植物園裡各種植物盡情舒枝展葉，接受陽光的能量。這裡的植物都有藥用價值，可以為人類作貢獻，所以都想快點長大，成為中藥材。

不過，大麻卻是一副無精打采的樣子。「大麻，你病了嗎？哪裡不舒服，讓園丁幫你瞧瞧？」大麻的鄰居甘草熱情的對他說。

「我沒有病，我只是不想長大，不想成為中藥材。」大麻說。

「為什麼呀？」甘草大吃一驚。

「我害人呀！」大麻說。

「你害人？不對呀！如果你會害人，為什麼人類還會把你種在中藥植物園裡？」甘草不相信，「要知道，人類會分辨利害，你肯定是有藥用價值的。」

「我是毒品！毒品！懂嗎？人長期吸食大麻會誘發精神錯亂、偏執和妄想，濫用大麻會使大腦記憶及注意力、計算力和判斷力減退，使人思維遲鈍、記憶混亂，長期吸食還會引起退行性腦病。

「不只如此，」大麻越說越激動，「吸食大麻會破壞機體免疫系統，造成細胞與體液免疫功能低下，易受病毒、細菌感染，容易患口腔腫瘤；吸食大麻還會引起氣管炎、咽炎、氣喘發作、喉頭水腫等疾病。吸一支大麻煙對肺功能的影響比一支煙大十倍；吸食大麻過量時會損傷肌肉運動的協調功能，造成站立平衡失調、手顫抖、失去複雜的操作能力和駕駛機動車的能力……

「我的罪惡是數也數不清呀！一個家庭一旦有一個人吸毒，整個家庭就毀了。所以我不想長大，成為毒品。」說完，大麻忍不住的哭了。

甘草聽了也無話可說。

「對了，甘草，你借我一橫好嗎？」大麻止住哭問甘草，「有了一橫我就成了天麻。天麻是一種名貴中藥材，有平肝息風及祛風濕等功效，適用於頭痛、頭暈、手足抽搐痙攣及風濕痛等症，許多人類都說讚。就是成不了天麻，當升麻也好。」

「借一橫給你是沒關係啦；不過，就算借一橫給你，你也成不了真正的天麻，具有天麻的藥用價值啊！」甘草也很為大麻難過。

「大麻，你也不用難過。在醫學上，大麻經常被用來輔助某些晚期絕症（癌症、愛滋病）的治療，用來增進食慾、減輕疼痛，可以用來緩解青光眼和癲癇、偏頭痛等神經症狀及情緒不穩，可以減輕化

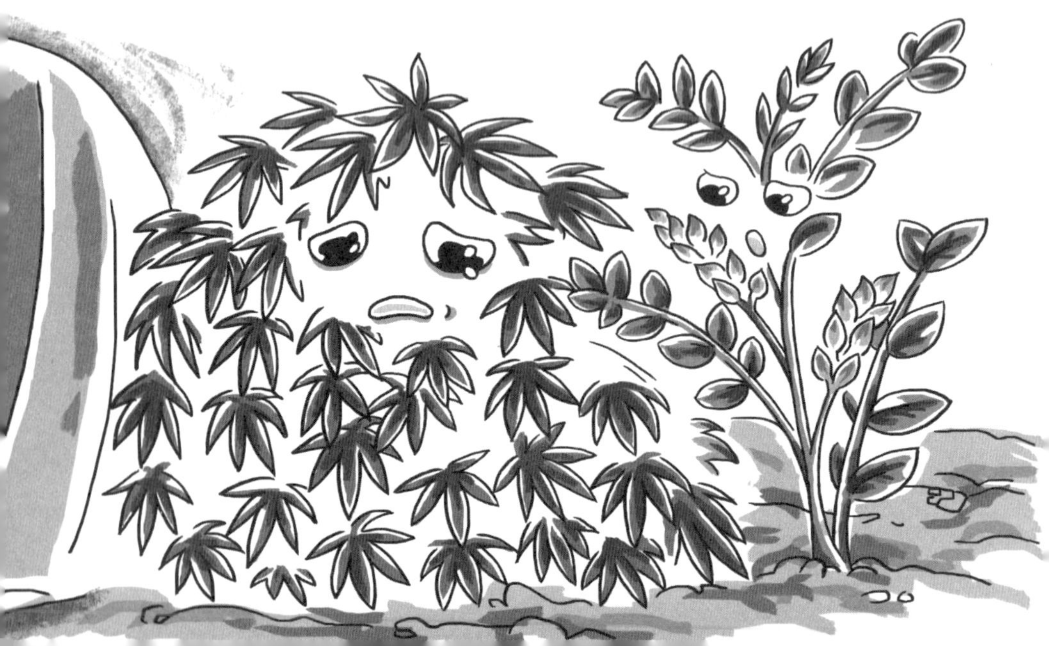

療病人的噁心症狀。」一直在一旁聽大麻哭訴的天麻說。

「我知道；但是，醫用大麻在使用方面還有許多爭議。」大麻說。

「大麻兄弟，你就不用向甘草借一橫了，安心當你的大麻吧！儘管你也被做為毒品使用，但起碼你現在是生活在中藥植物園裡，是合法種植的；我想，人們會正確使用你，把你用到最需要的病人身上。」天麻說。

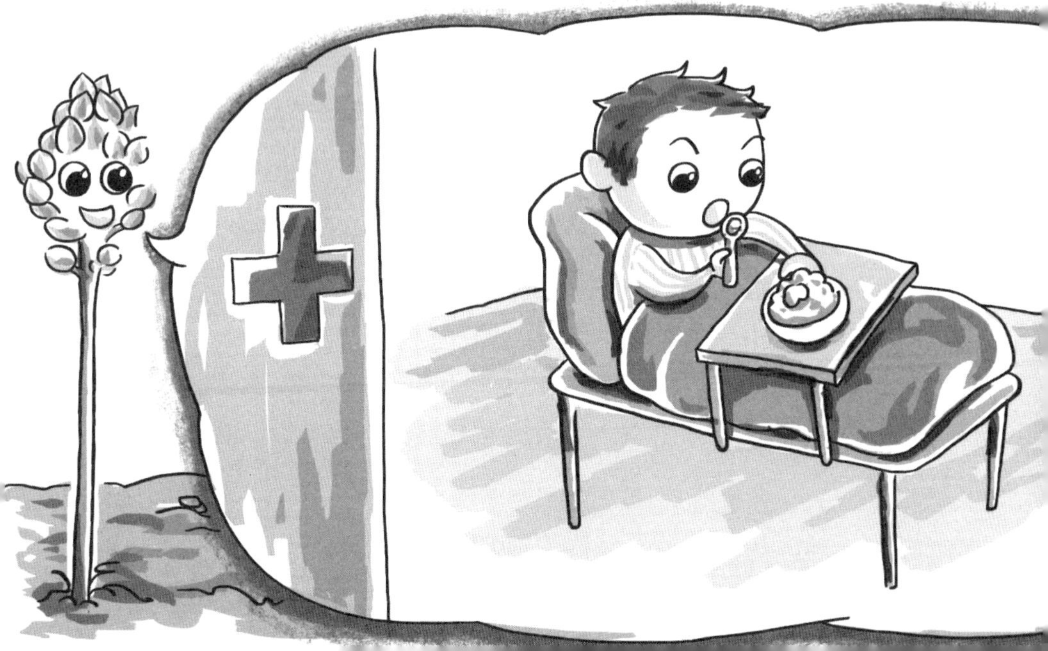

「是呀，你是合法種植的，不用擔心會危害到人。」甘草也勸解。

「也是……我又何必自尋煩惱呢？還是快樂的長大吧！」經天麻這麼說，大麻挺了挺腰，精神抖擻的吸收營養了。

給小朋友的貼心話

就像菜刀可以用來切菜、切水果，卻也可以成為傷害他人的工具，大麻不也是這樣嗎？每樣事物都是如此，想想其他例子吧！同樣的，每個人都會有缺點、也會有優點，就看你如何去發掘及運用嘍！

不是拿來聽的——神曲

這是一個小診所，大概六坪大小，診所的主人是一個剛從中醫系畢業的年輕人；他自立創業，湊了些錢開了一間中醫診所，就他自己一個人看診。因為年輕，人們還不太相信他的醫術，來看病的都是一些雞毛蒜皮的小病，而且病人都是自己指定開處方藥。

「唉！都成了賣藥的，哪裡是醫生呀！」年輕人嘆了口氣，「看來，鬍子不長、頭髮不白，很難讓人信服呀！」

診所裡有一排中藥櫃，中藥櫃排列著一個個小抽屜，每個抽屜分成四格，分別裝著有同樣功效的四種中藥，每個抽屜都還是滿滿的。

「唉！都開業一個月了，主人還沒有開過一張藥方、撿過一副中藥呢！」中藥櫃裡的中藥都替醫生難過。

有一天，晚上十點多了，診所冷冷清清，只有醫生看著舊電視機播放的一個歌唱節目。中藥們在藥櫃裡看不到電視，他們也不關心電視節目，他們關心的是醫生是否開了處方、是否有病人來這裡給醫生看病。

「讓我們猜一猜，我們之中誰會是第一個被賣出去的呢？」甘草耐不住無聊的說。

「我在水果店的時候，店主說『開頭發市』，我就是第一個被賣出的橘子呢！吃完橘子肉剩下的橘皮，可以做成中藥；因為橘皮入藥以陳久較好，所以就把我們橘皮叫做『陳皮』了。」陳皮說。

「陳皮，你扯到哪裡去了？」與陳皮同在一個抽屜的枳殼提醒陳皮，「又不是叫你自我介紹。」

「算了，我看今天沒希望了，都快十一點了，大家睡吧！」人參說。

「神曲！神曲啊……」中藥們昏昏欲睡時，忽然聽到醫生大叫。

「聽到了嗎？神曲，醫生叫你呢！你可能是診所第一個被賣出的中藥了。」同在一個抽屜裡的麥芽對神曲說。

「啊！我聽到了，醫生真的叫我呢！」神曲有些激動。

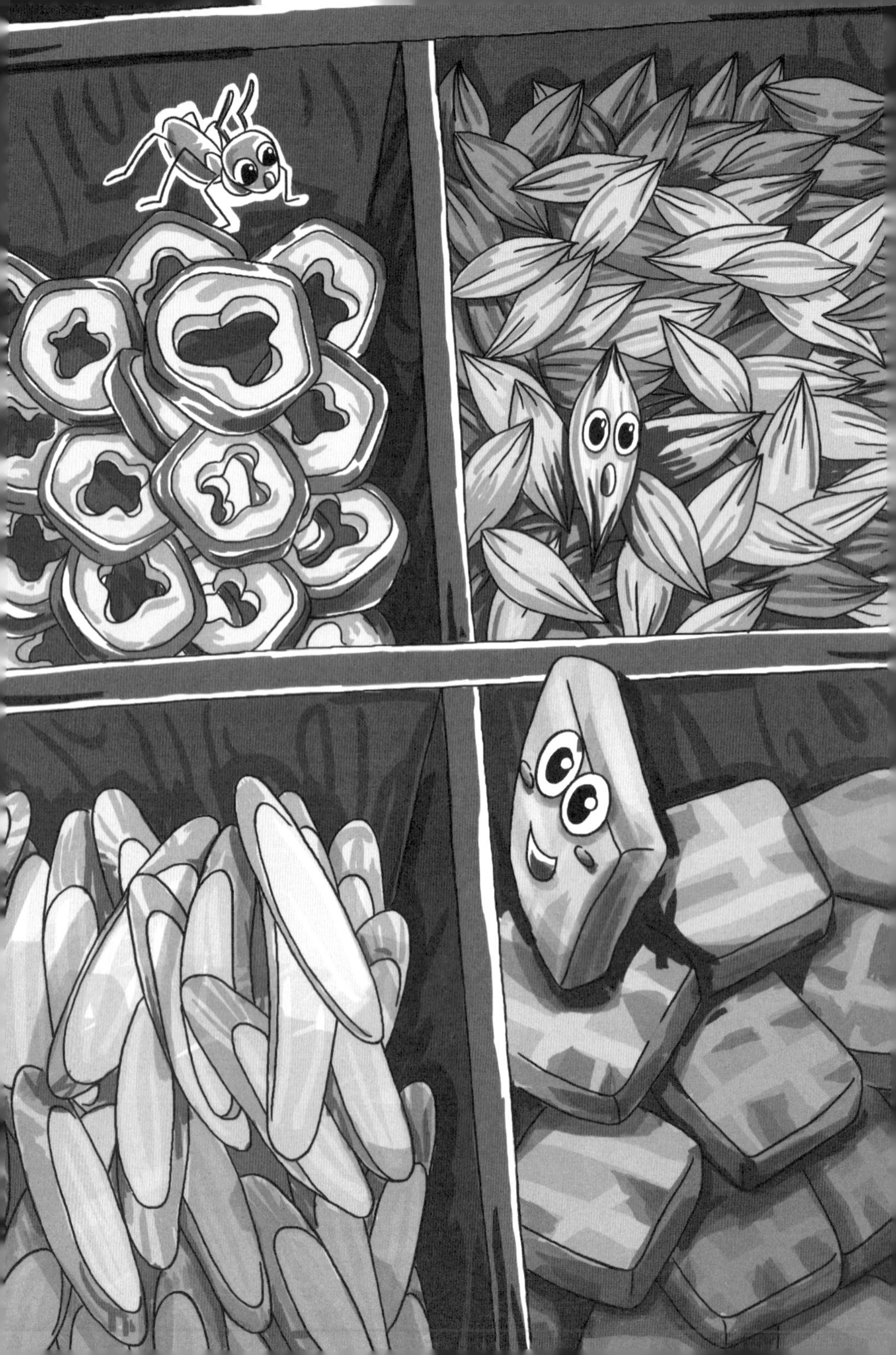

被做成四四方方的神曲期待著醫生拉出抽屜，小心的把他拿出來，準備為病患配藥；可是，等了許久，抽屜卻一動也不動。

「怎麼回事呀？」神曲有些急了。

「不是叫你啦！醫生正在看歌唱節目，有一位歌手唱的歌很好聽，你們的醫生聽了激動，所以稱那首歌為『神曲』！」

原來是藥櫃上的一隻小螞蟻說話了。他喜歡山楂的味道，晚上都會爬到裝著山楂的抽屜休息；因為神曲和山楂同在一個抽屜裡，所以小螞蟻聽到了神曲的話。

「哪一首歌曲跟我同名啊？」神曲有些不高興。

小螞蟻炫耀他的見多識廣：「人們會把好聽、藝術價值高的歌曲稱為『神曲』呢！」

「原來是這樣啊，空歡喜一場……」神曲很失望。

「對了，你是中藥，又不是歌曲，為什麼叫做『神曲』？」小螞蟻好奇的問。

「我是在炎夏裡用青蒿、蒼耳、辣蓼三藥榨取自然汁，加入杏仁泥、赤小豆粉及白麵粉，經發酵後製成的，所以又叫『六神曲』。有個傳說是，以青蒿等六物配青龍、白虎等六神，所以取名為六神曲，無非是說神曲幫助消化的作用很好罷了。我適用於消化不良，腹瀉、腹脹等症，又有回乳的功效。」神曲做了簡單的自我介紹。

「原來神曲你也是有故事的呀！」小螞蟻很佩服，「你們的醫生慢慢的就會出名的，你們也很快就會排上用場了。」

「但願如此……」中藥們都靜了下來，睡了。

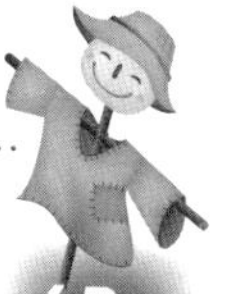

給小朋友的貼心話

小朋友，某些事物的名字相同，實際上可能大不同呢！「神曲」不但指某種動聽的歌曲，也是一種中藥，有一部世界名著也叫《神曲》呢！你還知道哪些例子呢？

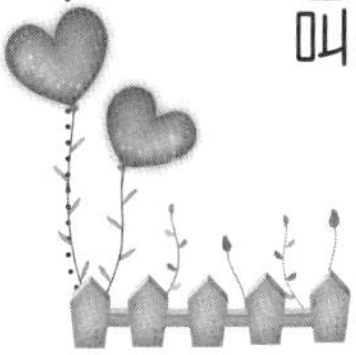

懷孕的奶爸——海馬

「親愛的，我要當媽媽了！」母海馬對公海馬說，「我要找一個地方把我們的卵寶寶產下。」

「妳要生卵寶寶了？太好了！這麼說，我也快當爸爸了！」公海馬很興奮。

「這裡的水草很茂密，我就把卵寶寶產在這裡吧！」母海馬游進一叢水草裡。

「不行！我們的卵寶寶不能產在這裡，會被其他海中動物吃掉的。」公海馬不同意。

「那麼，我們將卵寶寶產到珊瑚叢裡去吧！」母海馬提議。

「這也不好。海浪那麼大，會把我們的卵寶寶沖到海岸上去，卵寶寶就沒了。」公海馬還是不同意。

「那麼，就到石洞裡生產？」母海馬說。

「也不行，石洞裡可能隱藏著更危險的動物，會把我們的卵寶寶吃掉。」公海馬反對。

「這樣的話要到哪兒呀？」母海馬快哭了，「我就要生了啊！」

「就產到我的肚子裡吧！讓寶寶在我溫暖的體內孵化、成長。」

公海馬拍了拍自己的腹部。

「都什麼時候了，你還跟我開這種玩笑！」母海馬有點生氣了。

「不是開玩笑呵！我身體內有一個類似『育兒袋』的器官，最適合育兒了。就讓我好好當一回奶爸吧！」公海馬很自豪。

既然公海馬這麼說，母海馬就把卵寶寶產到公海馬的育兒袋裡了。

海馬爸爸的育兒袋多麼溫暖呀！卵寶寶在育兒袋裡安心發育，直到孵化。

小海馬孵化後，急著要出去玩。海馬爸爸說：「小傢伙，你們還不能出去；要在爸爸的育兒袋裡待上一段時間，等長大了才能出去呵！」

這段期間，海馬爸爸的育兒袋不斷分泌著營養物質給小海馬；當小海馬成長到相當大後，海馬爸爸才放心把小海馬送到海水中，讓他們在大海裡獨立生活。

看著健康快樂的小海馬，海馬媽媽由衷稱讚：「親愛的，你真是了不起的超級奶爸啊！」

「儘管在海洋裡我們是比較

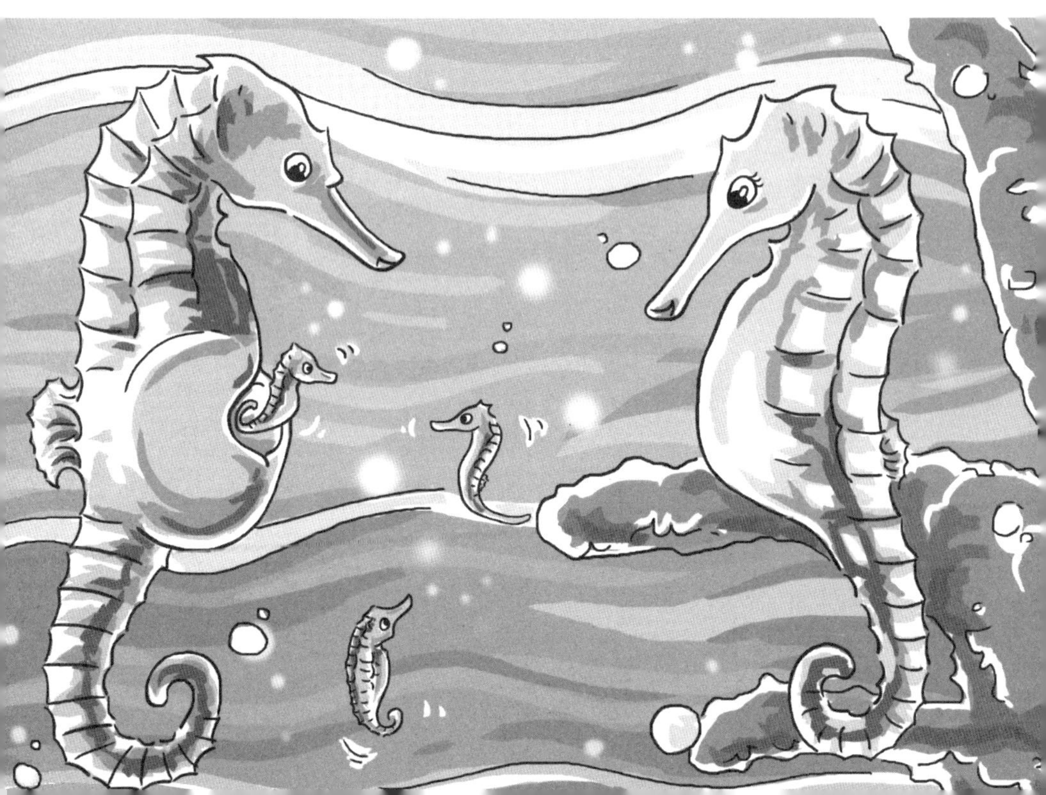

弱小的生命，但是我們相親相愛，克服重重困難，使我們的後代能繁衍生息。妳也是一個好母親啊！」海馬爸爸深情的說。

「是啊！海馬夫婦，你們很了不起！不過，我們都面臨相同的問題呢！」生活在附近海域的海牛、海象、海狗、海豹，很有同感。他們都是海洋裡的哺乳動物，個子大、又強壯；可是，繁殖數量卻大量減少，讓他們很擔心滅種。

「都是因為我們的身體有醫藥價值，人們才會捕殺我們呀！」海狗說。

「我們海馬一族也是；因為我們成為補腎氣的中藥材，所以才會遭殃。」海馬媽媽也憂慮著海馬家族受重視的災難性後果。

「唉！價值越高，生命越受威脅。」海牛很難過。

「別灰心！人類越來越重視環保，也更加珍惜我們；不久的將來，我們應該也會受到像貓熊那樣的保護啦！」海馬爸爸說。

「嗯！希望如此！」海馬跟海獸們仍對人類寄以信心，對未來抱著期待。

給小朋友的貼心話

小海馬是由海馬爸爸「懷孕生產」的，是不是很有趣呢！不過，若我們人類再不懂得珍惜及保護地球上的生物，這些生命就會從地球消失嘍！請小朋友們好好重視環境保育吧！

我們不是兄弟——海螵蛸和桑螵蛸

流浪貓已經幾天沒有吃東西了，肚子咕咕叫的抗議，肚皮已經快貼到背脊了，再找不到吃的非餓死不可。

流浪貓跌跌撞撞往前走，總算到了一個村莊。流浪貓歇了歇，緩過氣來，悄然無聲的走進一戶人家的院子裡。「魚！」流浪貓好激動，他看到院子裡晒著一畚箕的魚。

「不管那麼多了，先填飽肚子再說！」流浪貓迅速的竄過去，叼起一條魚就往牆角跑。看看四周，沒其他人，流浪貓就放心的吃起魚來。一口咬下——不對呀，這魚怎麼這麼難吃？

流浪貓仔細打量著偷來的魚：雪白色、長橢圓形，沒有眼、沒有嘴。

「唉！看來我是餓昏了，這哪是魚呀！」流浪貓失望得快哭了。

「這不是魚，是魚骨！你們貓不是也吃魚骨嗎？」一隻油滋滋的胖老鼠不知打哪裡鑽了出來，帶著挑釁的口氣說，「呵呵，想不到貓也淪落當小偷啊！」

流浪貓真想鑽到地底下去；被這種「鼠輩」看到他偷東西，實在太丟臉了，可是他餓得顧不了面子問題。他說：「這是魚骨？你別騙我了，哪有魚骨是片狀的？」

「當然是魚骨嘍！它是烏賊的骨狀內殼。烏賊的整個身體像一隻灰色布袋，袋中有墨汁；將牠的外皮剝去，內肉呈白色，煮熟後就可以吃了，我就曾經吃過一塊！」老鼠非常得意，「現在農村富了，我什麼沒吃過呀！」

「還富呢！肉吃了，還留這些骨頭做什麼？當寶呀！」流浪貓很生氣。

老鼠說：「當然是寶嘍！烏賊骨也是一種中藥呢，處方名叫『海螵蛸』，能收斂止血、除濕制酸。這家主人得了胃病，所以收集烏賊骨作藥用，誰知被你偷來吃。難道你也得了胃病？哈哈！」

被老鼠嘲弄，流浪貓可受不了這窩囊氣！「喵！」流浪貓大叫一聲，作勢撲向老鼠，老鼠驚嚇得「抱頭鼠竄」了。

「螵蛸呀……螵蛸！我的螵蛸在哪兒呀！」一隻螳螂跌跌撞撞的飛了過來，看到流浪貓就問，「貓先生，你看到我的螵蛸了嗎？」

「喏！那不是嗎？一畚箕呢！」流浪貓把嘴撇向院子裡晒著的海螵蛸。

「那不是我的螵蛸！我的螵蛸叫桑螵蛸，是我產的卵

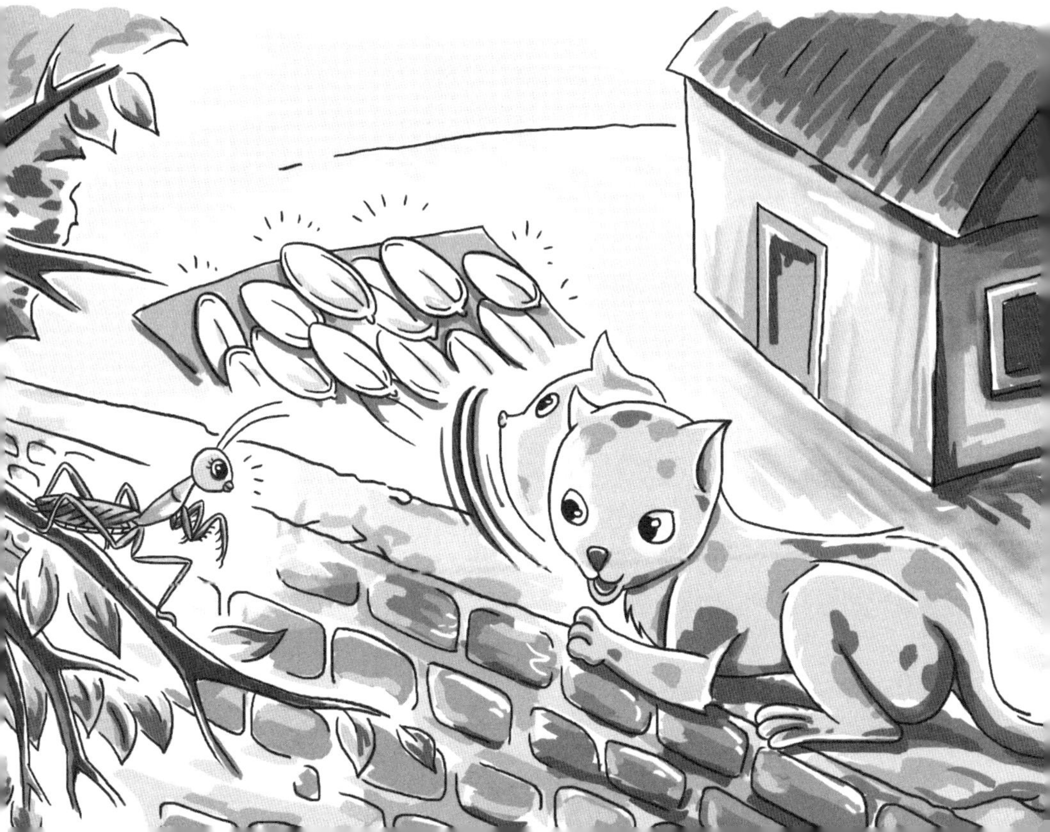

塊；我就要當媽媽了，可是它們不見了！我的孩子呀！」螳螂大哭。

「唉！螳螂媽媽，妳就別找了，妳的螵蛸一定被人採集做成中藥了。」一隻路過的家燕對她說。

「我就知道是這樣！」螳螂媽媽悲痛得癱倒在地。

「唉！可憐的螳螂子！」家燕無奈的搖了搖頭。

「怎麼回事呀？」流浪貓雖然很餓，還是好奇的問。

「桑螵蛸是螳螂的卵鞘，也就是螳螂卵子的巢，大小就像一節人類手指那樣，俗稱螳螂子，可做藥用，可以改善小便頻繁、尿床的毛病。」家燕說，「唉！人類生病時能用到，也算是救人一命呀！只希望人類不要忘恩負義，好好保護環境，不要讓昆蟲無容身之地就好嘍！」

流浪貓無言，還是繼續去找吃的吧！

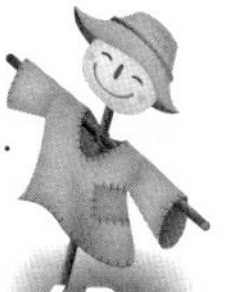

給小朋友的貼心話

海螵蛸是烏賊（墨魚）骨，桑螵蛸是螳螂卵塊；雖然都叫螵蛸，但藥用功能及價值都不同呵！就如之前提過的「金合歡」不等於「合歡」。小朋友讀書時也要細心，不要混淆相近的詞彙呵！

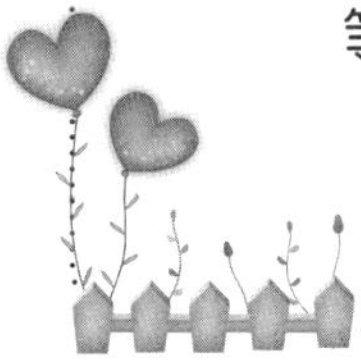

沙漠英雄花——仙人掌

「最新消息！中藥植物園又要來一位新成員嘍！」蒼耳子回到中藥植物園時對大家說。

蒼耳子是蒼耳草的種子。園丁養了一條狗，他常在中藥植物園裡轉，幫助園丁看護中藥植物園；蒼耳子就附在狗的皮毛上，跟著狗走來走去，所以蒼耳子的消息特別靈通。

「蒼耳子，快告訴我們要來的新朋友是誰啊！」車前草問。

「是一位外國朋友。」蒼耳子從狗身上跳下來。

「老外？不可能吧，中草藥多出生在中國。」甘草說。

「昨晚我在園丁家聽他說得明明白白，人家還是國花呢！」

「國花？那一定是國色天香呀！」金錢草說，「不過，國花做成中草藥豈不可惜？應該在花園裡給人欣賞才對啊！」

「國花就不能做中藥嗎？我們有很多花也做成中藥啊！像是金銀花、梔子花、槐花……好多呵！」菊花說。

「是不是荷蘭來的鬱金香呀？」金錢草繼續問。

「不——是！」蒼耳子賣關子。

「究竟是什麼花呢？」大家把能猜的都猜了，蒼耳子都說答錯了。

大家翹首期盼了幾天，新朋友終於來了！只見他一身刺……

「原來是仙人掌啊！」金錢草很失望，「沒有什麼姿色呀！還滿身刺兒，是哪國的國花呀？」

「每個人審美觀不同。」遠志說，「仙人掌是墨西哥的國花，相傳仙人掌是神賜予墨西哥人的。」

「歡迎、歡迎！」聽遠志這麼說，中草藥植物們以葉作掌，鼓掌歡迎。

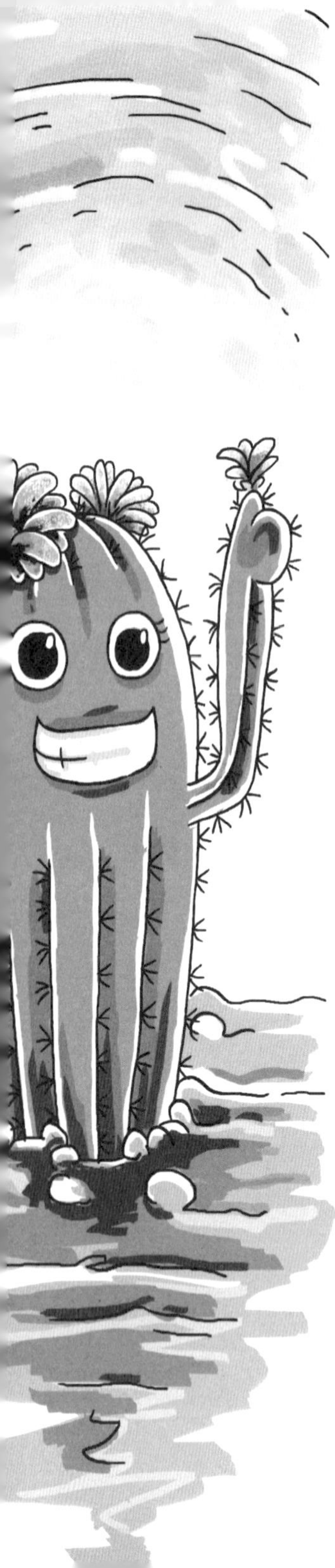

「仙人掌，我是妳的粉絲耶！我叫夏枯草。」夏枯草說，「我聽說，不管土壤多麼貧瘠、天氣多麼乾旱，妳總是生機勃勃，什麼病蟲害都拿妳沒辦法。妳全身帶刺，具有堅強的生命力與性格，有水、無水或天熱、天冷都不在乎，在翡翠狀的掌狀莖上還能開出美麗的花朵。想不到今天能見到妳，真是太棒了！」

夏枯草發自肺腑的說：「很高興能與妳同在一個植物園裡；可是，夏至後我就枯萎了，看不到妳開花，好可惜呵！」

「夏枯草，你過獎了。面對嚴酷的乾旱環境，我們的祖先與滾滾黃沙以及少雨多變的氣候對抗；千千萬萬年過去了，祖先們終於在沙漠裡站穩腳跟，體態卻變了樣：葉子不見了，莖幹變成了肉質多漿、多刺。」仙人掌說。

她又補充說，「其實，這種變化對我們仙人掌類植物大有益處。我們植物需要喝很多水，然後都因為『蒸騰作用』從葉子蒸發了；在乾旱的環境裡，為了減少水分蒸發，我們的葉子退化了，甚至變成針狀或刺狀，這樣就能緊縮水分消耗。除此之外，我們還能大量貯水，才不會因缺水而乾死。」

「難怪你們有『沙漠英雄花』的美譽，真了不起！哪像我到了夏天就乾枯了。」夏枯草說，「不過，妳有什麼功效？能治什麼病呢？」

「止痛、解毒吧！」仙人掌很謙虛，「與你們相比，我差遠了。」

「無人稱作樹，誰知是灌木；淡淡黃花寂寞開，沒有一片綠葉扶。莫嫌周身刺，樸厚見風骨；不是神靈不是仙，亦能止痛能解毒。」遠志詩與大作。

「好詩！正是仙人掌的寫照。」中草藥植物們再次以葉作掌，拍手叫好。

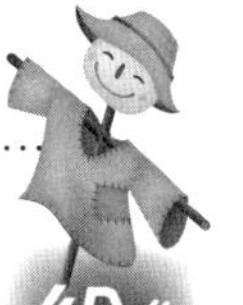

給小朋友的貼心話

為了適應環境，仙人掌改變了自身的樣子，在險惡的沙漠環境中強悍的存活著。當你遇到困難時，仙人掌給你什麼啟發呢？

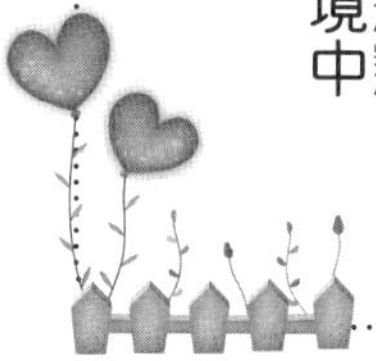

最棒的禮物——薏苡仁

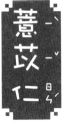

小魚兒米娜每天在媽媽的帶領下，和哥哥姊姊一塊兒玩耍；媽媽有時會教米娜游得更快的技巧，有時還會為米娜講有趣的故事。米娜感到好幸福，她一點也不想長大；「如果能永遠待在媽媽的身邊多好！」米娜總是天真的想。

有一天，小魚兒們正在跟媽媽學習跳躍，沒注意一張大網撒了下來；媽媽和其他小魚兒統統給網住了，只有米娜身子小，從網眼逃了出來。小米娜得救了，卻永遠失去了親人。

米娜很悲傷；她不吃也不喝，讓自己飄浮在水面上。一隻小鳥到河邊來喝水，發現了米娜，關心的問：「小魚兒，妳怎麼了？妳不舒服嗎？」米娜不想回答，還是一動也不動。

小鳥很焦急：「難道小魚兒……」小鳥飛了過去，用尖尖的嘴輕啄小魚兒。

「哎喲！」米娜痛得叫了起來，「怎麼連你也欺負我！」

小鳥卻笑了：「妳沒事就好，真叫人擔心！」

小鳥知道了米娜的悲傷，留下來陪伴米娜；小鳥說：「我要讓妳快樂起來，做一條快快樂樂的小魚兒。」小鳥把小河邊的一棵樹當作舞臺，每天唱歌給米娜聽，米娜漸漸的放下了失去親人的悲傷。就這樣，他們成了最好的朋友。

可是，有一天，小鳥必須離開米娜，因為他要到森林裡參加飛鳥王國的歌唱比賽。唱歌一直是小鳥最喜歡做的事，他想成為一個歌唱家，他很享受在舞臺上表演歌唱；可是，他若是離開，小魚兒怎麼辦呢？小鳥實在放心不下。

「你放心的去參加比賽吧！

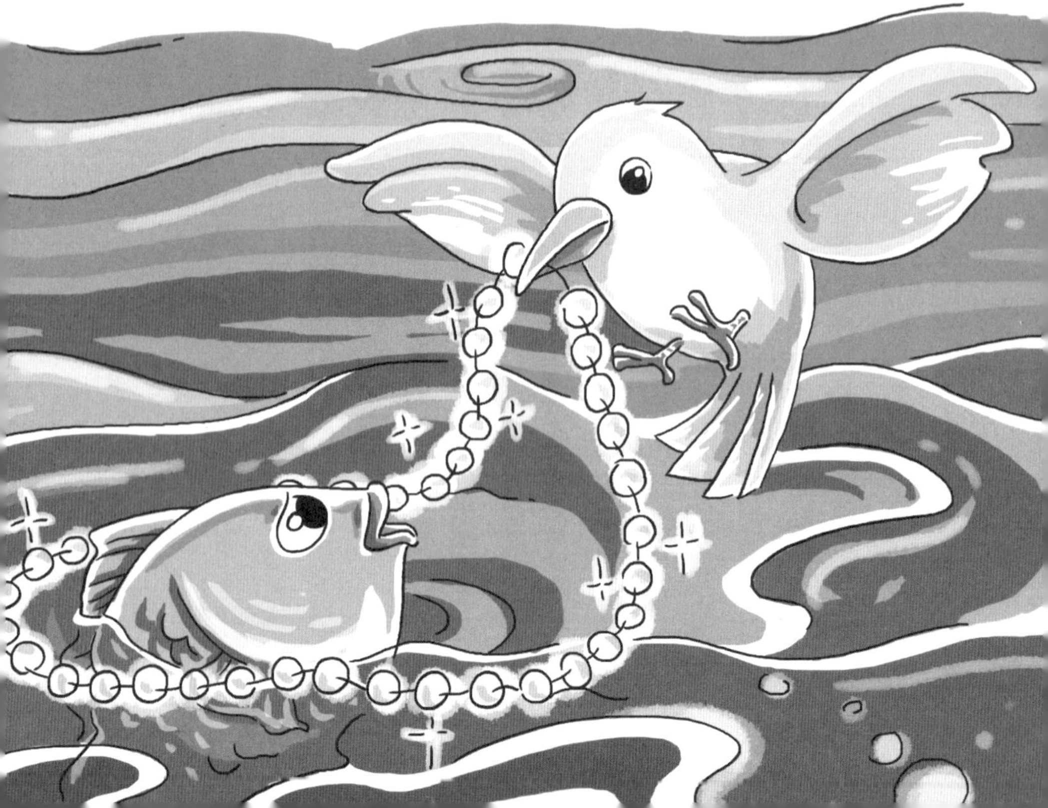

我會自己照顧自己；我已經長大了，早就學會獨立了。」米娜說。

「好吧！妳要保重，注意安全，等我回來。」小鳥要離開了，他送給米娜一條很長的薏苡仁項鍊。

「多麼漂亮的珍珠項鍊呀！這麼貴重的東西我不能收。」米娜說。

「這不是珍珠項鍊，是薏苡仁項鍊。」小鳥說。

「薏苡仁項鍊？多像珍珠呀！薏苡仁是什麼呢？」米娜沒見過薏苡仁。

小鳥為她說明：「薏苡種植在平澤及田野。春季生苗抽莖，高三、四尺，葉子像黍葉，開紅白色花，有穗；五、六月結實，呈現青白色，形狀像長形的珠子，所以稱薏珠子，九、十月就可採果。外殼較硬，內含種仁，也就是薏苡仁，簡稱苡仁，俗稱米仁。苡仁除了可作為藥用，因其含有很多營養成分，如蛋白質、脂肪、糖分等，所以也是一種食品。」

「我走了之後，妳若是餓了，就吃苡仁吧！」小鳥一邊說，一邊給小魚兒戴上項鍊，長長的項鍊繞了幾圈呢！米娜戴著白色的苡仁項鍊，多麼漂亮呀！

儘管米娜餓了，可是她捨不得吃苡仁項鍊；烏龜公公說：「不吃是不行的，水把苡仁都泡大了，不吃就壞了。」

是呀，苡仁大得像玉米粒了，不吃會變壞的；米娜便請來小蝦、小螃蟹，烏龜公公，黃鱔，還有很多小魚兒一起吃。

大家都說小鳥送的禮物真好！

給小朋友的貼心話

不管你走到哪裡，不管你有多忙，心裡總有一個位置是裝著朋友的，就像父母心中總是掛念著你。放開心胸，多結交能彼此鼓勵及想念的朋友吧！

是牛？非牛？——牛膝與牛蒡子

水牛阿勇耕了一天的田，早已又累又餓，農夫把他放在山坡上吃草。阿勇饑腸轆轆、饑不擇食，不管是什麼草本植物了，見到綠色的植物就吃，像是風捲殘雲似的。

「你不能吃我！」一聲尖叫，使得阿勇鐮刀一般的舌頭緊急打住。

阿勇四周看了看，沒人啊？只有眼前這株長得生氣勃勃的植物。

他把鼻子湊近植物問：「是你在和我說話嗎？你是誰？為什麼不能吃你？」

「我……我是你兄弟耶！你可不能吃我呵！」植物有些緊張，結巴巴的說。

「你不用這麼緊張，不吃你就是了。不過，你的謊說得不太好呵！你是植物，我是動物，連親戚都算不上，更不可能是兄弟啊！不過，交朋友倒是可以。」阿勇吃了一些草，肚子不那麼餓了。

植物聽到阿勇答應不吃他了，放下心來，想了想又說：「我一時慌張，只好找個理由……正確的說，我不是你兄弟，是你的膝啦！」

「哈哈哈！」阿勇聽了大笑，「你真可愛呀！你是我的膝？為什麼不說『你是我的眼』呢？這才是流行語呀！」

「我叫牛膝，意思不就是牛的膝嗎？」牛膝有些不高興的說。

「這麼說，你真的姓牛？五百年前我們是一家？難道你是牛魔王變的？」阿勇強忍住笑，逗著牛膝開玩笑。

「不是啦！你看我的莖，是方形的，還有脹大的節，就像是牛的腿膝，所以人類稱我為牛膝。」牛膝認真的說。

「原來如此呀！」牛認真的看牛膝的莖說，「真的很像呀！你不說我還不知道呢！」

「你不知道的還多著呢！我是一種中藥材，有活血、祛瘀、強筋骨及利尿等功效，適用於腰膝痠痛、下肢風濕痛、跌打傷痛及小便不爽利、尿血、尿道澀痛等症。」牛膝有些得意。

「啊！真是失敬！有空再請教。我要繼續吃草去了。」阿勇還沒填飽肚子呢！

他這次專挑草吃，儘量不吃不知道名字的植物。

「水牛啊，你不要吃我呵！」不遠處的一株植物先向阿勇打招呼了。

「嗯……你是牛頭？牛尾？還是牛膀子呢？」阿勇又開玩笑了。

「我是牛蒡子。」植物

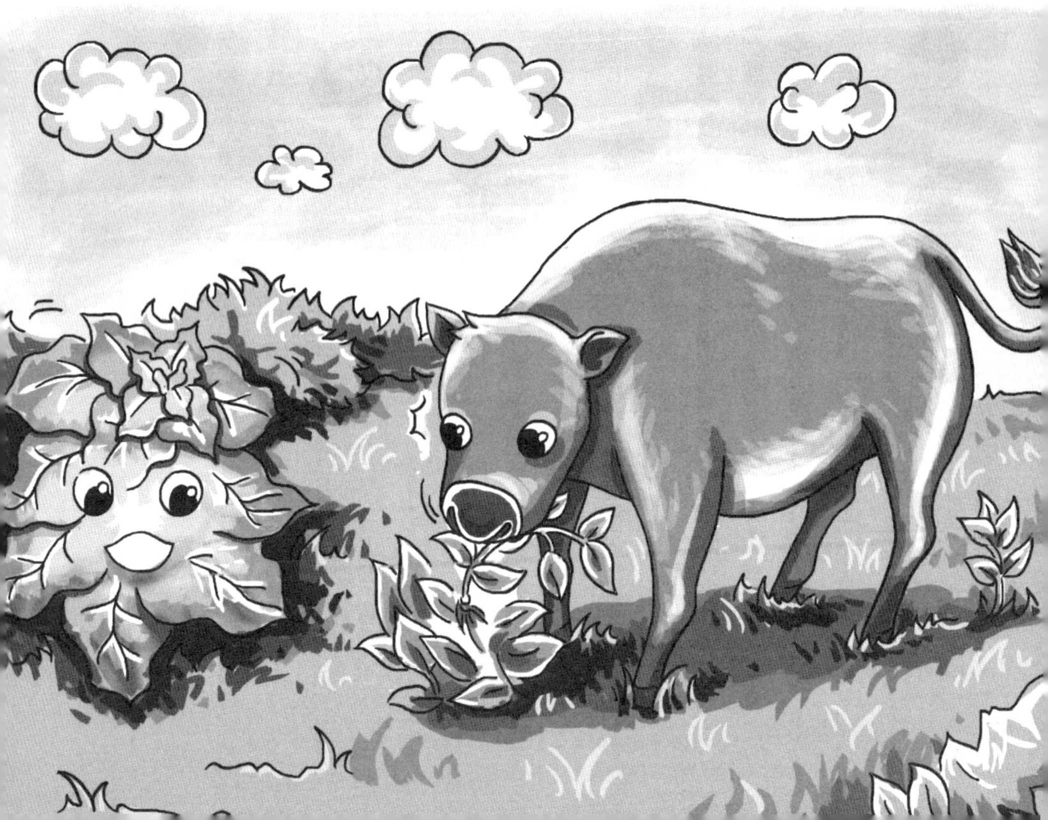

說。

「牛『膀』子？真給我猜到了！想不到，我們牛族在你們植物界這麼有名，連名字都喜歡用我們的身體部位。有沒有叫『牛腰子』的呢？」阿勇覺得很有趣。

「我不是牛『膀』子，我是牛『蒡』子，草字頭啦！」牛蒡子糾正他。

「我正納悶呢！你長得不像我的臂膀呀？原來你是牛蒡子。那麼，你也是中藥材？」阿勇問。

「當然嘍！」牛蒡子很自豪，「我有發散風熱、清熱解毒的功效呢！」

「小小植物了不起呀！以後，我吃東西要小心，不要把你們這些中草藥給糟蹋了。」阿勇說。

給小朋友的貼心話

長得像牛的膝，就被命名為「牛膝」；這樣的命名方式是不是很有趣呢？想想看，你還知道哪些植物是以形狀命名呢？（例如：釋迦……）

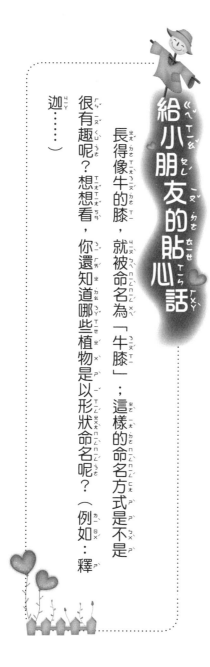

親人的呼喚——當歸

熊奶奶已經很老了，她自己住在森林的一間小木屋裡。熊奶奶的兒子大熊和兒媳在一場意外中去世了，只留下孫子嘟嘟熊與熊奶奶為伴。

嘟嘟熊是一隻活潑可愛的小熊，他不甘心一輩子待在森林裡，就到城裡的馬戲團學藝。經過艱苦的訓練，嘟嘟熊學會了踩著腳踏車頂碗過獨木橋的絕技。嘟嘟熊的表演驚險有趣，受到廣大觀眾的喜愛，成為大家心目中的雜技明星。

成了明星，嘟嘟熊更忙了，常跟著馬戲團輾轉在各個城市、甚至各個國家演出，每次演出都很成功。因為嘟嘟熊很用心演出，所以累得每次演出結束後倒頭便睡，連給熊奶奶打電話的時間都沒有。

「嘟嘟熊忙什麼呢？他不記得我這個奶奶了嗎？」熊奶奶總是這麼想。可是，她不敢打電話給嘟嘟熊，怕影響到嘟嘟熊工作；奶奶相信嘟嘟熊是一個好孩子，一定會記得奶奶的。熊奶奶就這樣想著、盼著嘟嘟熊能回家看看。

盼了一天又一天，盼了一月又一月，盼了一年又一年，熊奶奶已經很老了，老得腰也彎了，走路都要借助拐杖了。

又是一年的秋天到了，天氣開始變涼，熊奶奶好想念嘟嘟熊啊！

她拄著拐杖走到森林邊緣那條通往其他地區的路口張望。站了好久，突然聽到「奶奶，我回來了！」嘟嘟熊正蹦蹦跳跳，朝著奶奶過來。

「我的乖孫！」熊奶奶張開雙臂想擁抱嘟嘟熊；可是，卻什麼也沒抱到——原來是幻覺呀！熊奶奶太衰弱了，就這麼暈倒在地。

當熊奶奶醒來的時候，已經躺在她的小木屋裡，屋裡圍著猩猩大夫、梅花鹿姊姊、小兔弟弟、信天翁哥哥。

「奶奶，您醒啦？喝一些藥水吧！您太虛弱了。」梅花鹿姊姊端來了一碗藥水。熊奶奶喝了一口，喃喃的說：「是當歸啊！我的嘟嘟熊也該回來了……」

熊奶奶是因為思念嘟嘟熊，加上年紀大了，貧血衰弱才會暈倒，所以猩猩大夫才會在藥裡加入補血、活血的當歸。

「是呀！嘟嘟熊該回來了！」信天翁悄悄的銜了一隻當歸向城市飛去。在馬戲團裡，信天翁把當歸交給了嘟嘟熊；什麼也不用說，看到當歸的嘟嘟熊眼淚直往下掉。為了所謂的事業，忙得把奶奶都忘了，真該死！他一刻也不猶

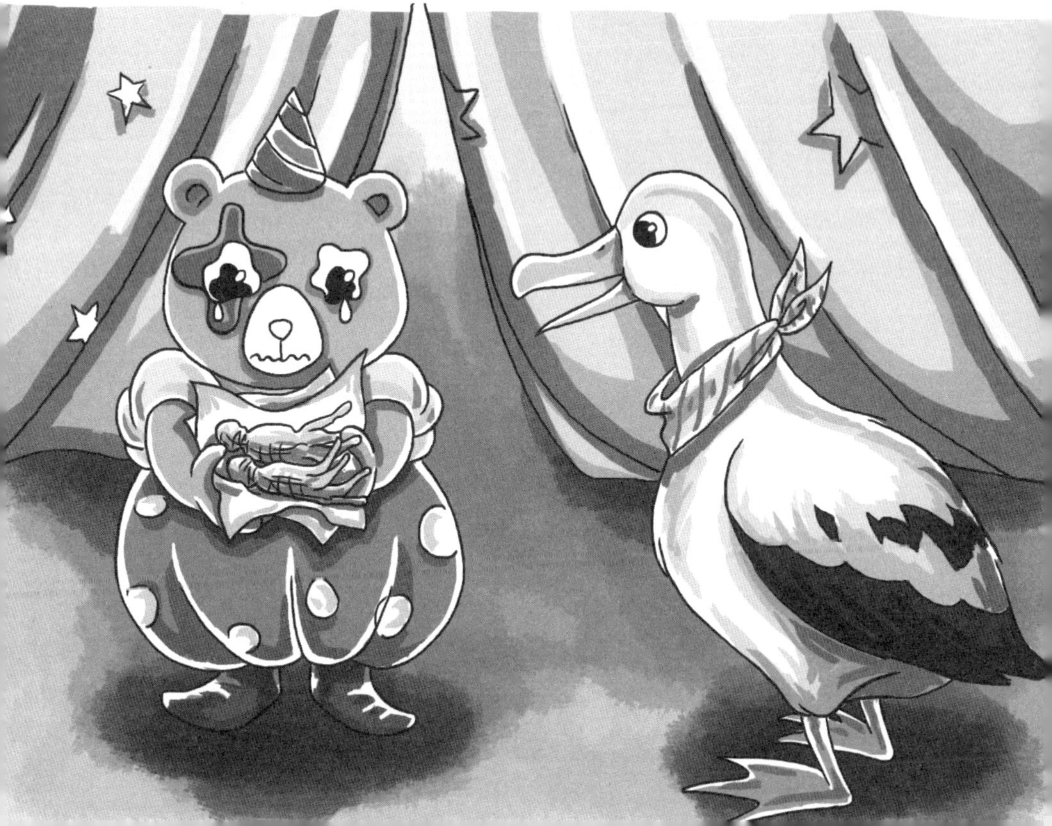

豫，立刻向馬戲團辭職，連夜趕回森林的小木屋裡。

「奶奶，我回來了！」一進屋，嘟嘟熊便緊緊的抱住了奶奶，「我再也不會離開奶奶了！」

這一次，抱住的不是幻覺啊！熊奶奶笑了，那是發自內心的最美微笑。

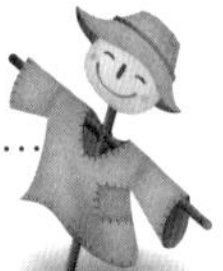

給小朋友的貼心話

不管你在哪裡，家永遠是最溫暖、最讓人牽掛的地方，家人也常會思念著你。要好好珍惜及關心家人呵！

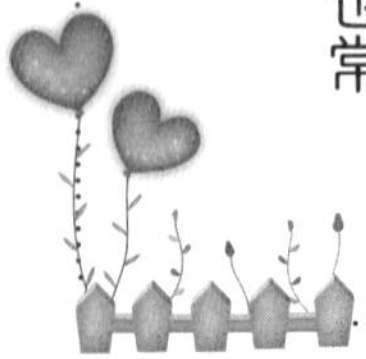

甜蜜又溫暖——紅棗桂圓枸杞茶

小灰鼠灰灰和青蛙、蝙蝠、小熊、小花蛇、小烏龜是好朋友；整個春天、夏天、秋天他們玩得好開心、好快活！

可是，寒冷的冬天來臨時，青蛙、蝙蝠、小熊、小花蛇、小烏龜就要躲在樹洞裡或泥洞裡冬眠了。他們要睡整整一個冬天，沒有朋友真難過呀！

小灰鼠躲在家裡，悶悶的，很不開心。灰鼠爸爸把爐火生得旺旺的，灰鼠媽媽泡上一壺紅棗桂圓枸杞茶，然後拿出桂花糕、南瓜餅、麵包……滿滿一桌的食物啊！足夠小灰鼠一家吃上一整個冬天的了。

小灰鼠一家正準備喝茶、吃東西，「叩、叩、叩……」他們聽到了敲門聲。

「是誰呢？」灰灰打開門，原來是鼴鼠媽媽帶著兩隻小鼴鼠。鼴鼠媽媽對灰灰說：「外面很冷，我的兩個孩子又冷又餓，可以讓我們進去避避風雪嗎？」

灰灰說：「請進來吧！裡面有茶、有好東西吃呢！讓我們一起分享吧！」

「太好了！謝謝你！」鼴鼠媽媽說。

爐火旺旺的，紅棗桂圓枸杞茶熱熱的，灰鼠一家、鼴鼠媽媽和小鼴鼠正要喝茶、吃東西。

「叩、叩、叩……」他們聽到了敲門聲，「是誰呢？」灰灰打開門，原來是一條老蜈蚣。老蜈蚣說：「我的腳被凍壞了，走不動了，可以讓我進去歇歇腳嗎？」

灰灰說：「請進！請進！屋子裡很暖和呢！還有茶跟東西吃，讓我們一起分享吧！」

爐火旺旺的，紅棗桂圓枸杞茶熱熱的；灰鼠一家、鼴鼠媽媽、小鼴鼠和老蜈蚣正準備喝茶、吃東西。

「叩、叩、叩……」他們又聽到了敲門聲。小灰鼠打開門，看見一隻蟋蟀累得趴在臺階上。

蟋蟀說：「我累得走不動了，可以讓我進去歇歇嗎？」

灰灰連忙將他扶起來：「請進！請進！」

「太好了！謝謝你！」蟋蟀說。

「雪下得這麼大，天氣這麼冷，找東西吃一定很困難；乾脆我就在這兒等著，看還有誰會從這兒經過。」灰灰想。

一隻松鼠來了，三隻小雞來了，十隻螞蟻來了……有很多朋友從這裡經過，灰灰把他們全部請進屋裡。

爐火依然旺旺的，紅棗桂圓枸杞茶熱熱的，灰鼠媽媽給每位客人倒上一杯紅棗桂圓枸杞茶。

「啊！很久沒有喝過這麼好的茶了。在冬天能喝上一杯紅棗桂圓枸杞茶是多麼溫胃、補氣血啊！喝上一口精神就來了。」老蜈蚣笑著說。

「是呀！真甜、真好喝！我從來沒有喝過這麼好喝的茶，是怎麼做的呢？」鼴鼠媽媽問。

「把紅棗、桂圓肉、枸杞洗淨；鍋中放入清水，把紅棗、桂圓肉與枸杞放入後用小火慢煮，煮好就可以喝了，有桂圓的清香

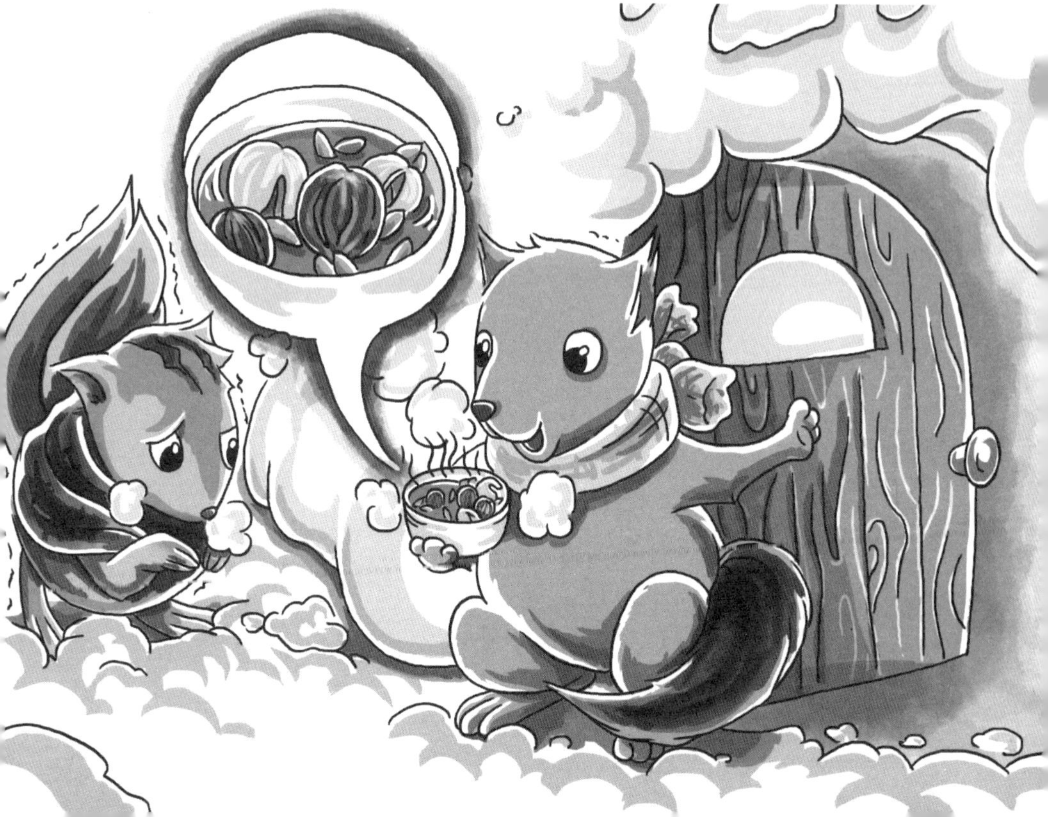

甘甜呢！」灰鼠媽媽告訴大家。

大家都很開心，一邊喝茶、吃東西，一邊聊天，這真是一個溫暖又愉快的冬天啊！

給小朋友的貼心話

小朋友，當你看到別人有困難時，你會怎麼做呢？灰鼠一家人在寒冷的冬天裡跟其他小動物分享溫暖的爐火及豐富的食物，你覺得如何？心裡是不是也跟著溫暖起來呢？

臺上一分鐘，臺下十年功——蟬蛻

少見的，原野上長著一棵小松樹；松樹一般都是長在高高的懸崖邊或陡斜的峭壁間，才能顯出松樹的英雄本色——不擇地勢，頑強生長。

小松樹下的土壤很肥沃，所以他長得很快；可是，小松樹一點兒也不快樂。他不喜歡養尊處優，渴望像其他小松樹一樣在惡劣的環境中鍛鍊自己；長在沒有挑戰性的原野，像是沒有目標的生活著。

有一天，他感覺到誰在咬他的根部。小松樹問：「誰咬我呢？」

「是我呀！我只是個小蟲子。我餓了，吃你一點樹根的汁液，你不介意吧？」

「我怎麼會介意呢？一點汁液而已，吃吧！」小松樹很大方。他知道有一個小蟲子住在他的根下，吃他的汁液，讓他覺得有一點兒快樂——他居然可以幫助一個小蟲子解決飲食問題。

小蟲子話很多，他問小松樹：你叫什麼樹呀？你上面有什麼呀？外面很寬闊嗎？太陽刺眼嗎？你喜歡唱歌嗎……在小松樹看來，這些都是很幼稚的問題。

「你躲在地下幹什麼呢？你可以像蜈蚣、螞蟻一樣出來走走看看，不就什麼都知道了嗎？」小松樹說。

「我現在不可以出去，得在地下待上幾年或者十幾年才可以出去的呀！」小蟲子說。

「誰看管你了？要在地下待那麼長時間，多悶啊！」小松樹覺得很奇怪。

「沒有誰看管我。我們長大後就叫『蟬』，小時候註定要在地下生活幾年或十幾年的。」小蟲子說，「是有一點兒悶，不過我有理想！我長大後要當歌唱家，現在正在地下努力打基礎呢！所以就不覺得悶了。」

「真有毅力啊！」小松樹很佩服小蟲子。原來，一個人有了生活的目標，枯燥的日子也會變得有意義了。小松樹也給自己訂了目標，他要長成一棵大松樹，成為有用的棟梁之材。

就這樣過了十七年，小松樹長成一棵威挺的大松樹。有一天，他發現在他的樹幹上有一隻全身土黃色的蟲子正努力的往上爬，他問：

「你是誰？」

土黃色的蟲子自豪的說：「我就是你的好朋友，在你的根下生活了十七年的小蟲子啊！」

「是小蟲子！你要變成蟬了？」大松樹很驚喜。

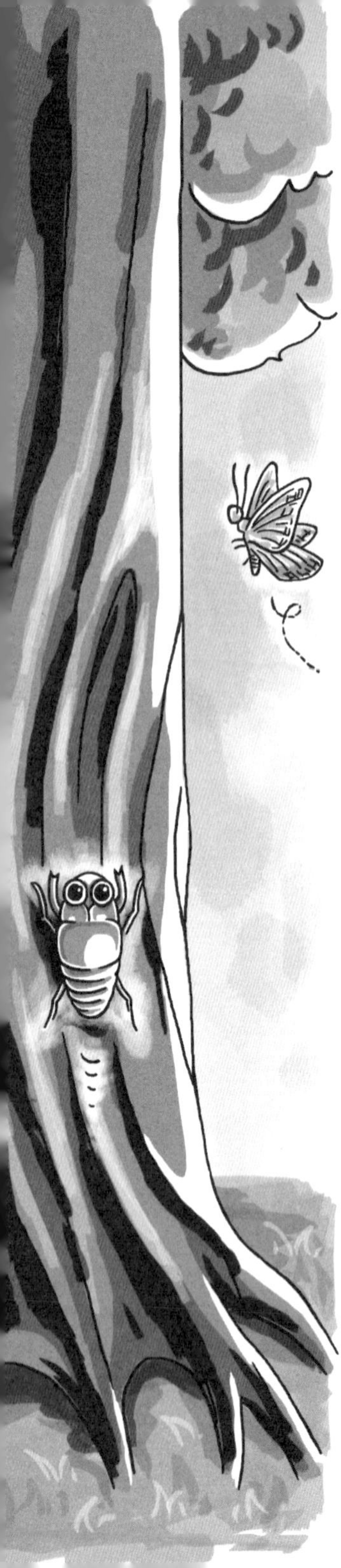

「對！脫去身上的這一層蟲蛻，我就可以變成蟬了。」小蟲子說。

土黃色的小蟲子努力的往上爬。他的蛻脫掉了，變成了一隻綠翅膀、全身金黃的「金蟬」。「金蟬脫殼」後，見光就長，終於長成一隻會飛的黑褐色雄蟬。

可是，雄蟬飛到松樹的枝頭上後並沒有大聲歌唱，他只是眼睛一動不動的往下看。

「蟬啊，你在看什麼？為什麼不唱歌呢？成為歌唱家不是你多年來的夢想嗎？」松樹疑惑的問。

「我在看我的蟬衣，我穿了十幾年的衣服。」

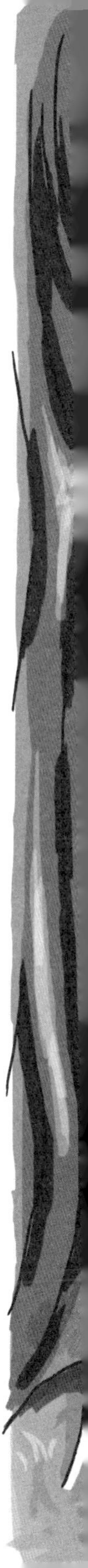

「又破又舊的衣服，有什麼好看呢？」松樹笑了，「你現在的衣服多漂亮！還有一雙透明的翅翼，不知有多帥呀！快唱歌吧！」

「不，我要看著它被人拿走，我才放心。」蟬很堅持。

「人類要你這件破舊衣服做什麼啊，又不能穿？」松樹覺得奇怪。

「我的蟬衣叫『蟬蛻』，是一種中藥；若有感冒發熱、咽喉腫痛、小兒夜間哭啼、眼睛赤紅等症都適用。所以我要看著它，免得被其他動物糟蹋了。」蟬解釋清楚。

「想不到你的舊衣服這麼有用啊！這樣吧，你唱你的歌，我幫你看護蟬蛻。」松樹自告奮勇。

「那就謝謝你嘍！」說完，蟬就「知了……知了……」的唱起來了。

「嘿！有人來了！」松樹說。

蟬看到一個小姑娘小心的摘下蟬蛻放進小籃子裡，哼著歌兒走了。

「知了……知了……」蟬高興得放聲高歌。

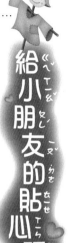

給小朋友的貼心話

蟬在變為成蟲前經過了十幾年的地下生活，才得以在樹上高歌；人也是如此，往往要經過十幾年甚至數十年的努力才能成就一番事業。小朋友，當你在閱讀偉人傳記時，想想這個道理吧！

堅定的友誼——三七

菊花枸杞茶已經泡好了。難得大熊伯克有空，小兔子拉拉早早就燒了壺山泉水，然後把她在秋天採摘晒乾、小心收藏了一個冬天和一個春天的野白菊及枸杞子取出，然後泡了壺又香、又甜的好茶。

茶泡好時是八點五十分，他們約好九點喝茶；可是，等到九點半，伯克還沒有到來；伯克再不來，菊花枸杞茶就要涼了。

「這個伯克在忙什麼啊？不行，得快把他找來。」拉拉匆匆出了門就往伯克家趕。

到了伯克家，只見門關得緊緊的，窗也關得緊緊的。「伯克不在家？他出門了嗎？他忘了今天要一起喝茶嗎？」拉拉想。不可能啊！昨晚飯後散步時，拉拉還特意走到伯克家告訴他今天一起喝茶的呀！

「伯克！伯克……」拉拉往山頭上走去。伯克是不是一大早就去種樹了？但整個山頭空空的。

伯克去哪裡了呢？拉拉一個山頭、一個山頭的找，整整找了五個山頭，累得都快暈倒了。還是回去吧！可能伯克進城去了呢！拉拉心想，一步一步的往回走。

在山腳下，她看到了大熊伯克，他正坐著一動也不動，臉上有著痛苦的表情。

「伯克！你在幹什麼……」拉拉又驚又喜的跑向伯克，才看到大熊伯克的腿又紅又腫。

「你受傷了？為什麼我喊了半天，你都不回答我？」拉拉很生氣。

「我不想讓你知道我受傷了；再說，這麼一點兒傷也算不得什麼，坐一會兒就好了。」伯克苦笑著說。

「你……」拉拉氣得說不出話來。她仔細檢查了大熊伯克的傷；還好，沒有脫臼、骨折。

拉拉一陣風似的跑開去；過了一會兒，拉拉採回一些三七。她用石塊搗碎，敷在伯克紅腫的腿上；敷好之後，拉拉又去採了一大捆。

回來時，伯克的腿傷紅腫消了很多。「這些三七真管用呀！想不到拉拉妳還認得它們。」伯克覺得舒服了不少。

「當然呀！三七能消腫止痛；因為功效確實可靠，價格昂貴，好像人參一樣名貴，所以別名叫『人參三七』，簡稱三七。對吧！」拉拉也很自豪，「怎麼樣？不痛了吧？」

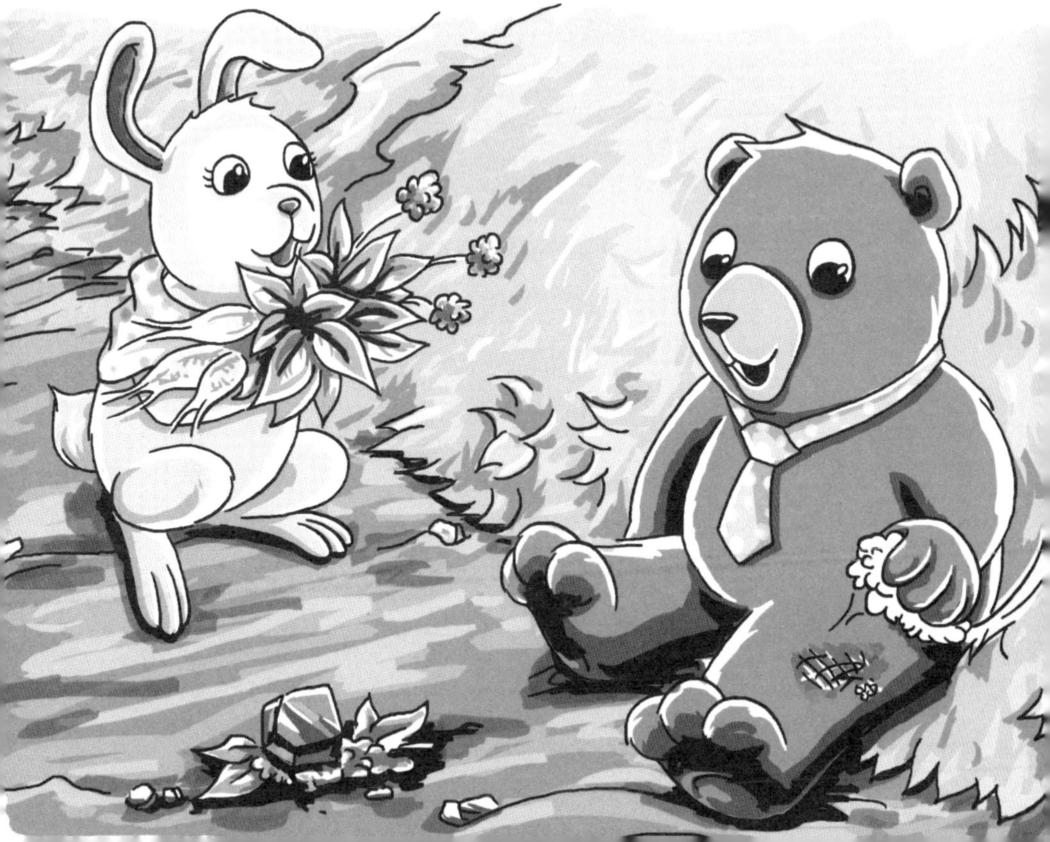

「嗯，不痛了。我們回家吧！」伯克站了起來，拉拉扶著他一步一步的走回家。

「你忘了今天一起喝茶嗎？」扶著伯克坐好後，拉拉問他。

「當然沒忘！我只是想做一些蜂蜜餅帶過去，可是沒有蜂蜜了；我就上山去找，卻不小心從山上摔了下來。幸好只是受了小傷。」伯克覺得很不好意思，「對不起，我失約了，還連累了妳。」

「我知道你喜歡吃蜂蜜餅，早就做好了呢！還有其他點心，都是你喜歡吃的。」拉拉哭笑不得，「你呀，真是一隻憨熊。」

「你等我一下，別亂動，我去去就來。」拉拉跑回家，另外泡了一壺菊花枸杞茶，帶著蜂蜜餅等小點心回到伯克家。

「我們喝茶吧！」拉拉給伯克倒了一杯，也給自己倒了一杯。

伯克一小口、一小口的喝著，覺得這是他有生以來最好喝的茶。

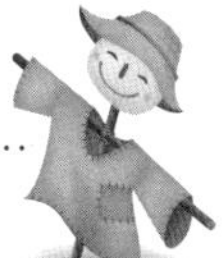

給小朋友的貼心話

小朋友，你最好的朋友是誰呢？有時候，我們與朋友相處的時間比家人更久呢！可以相互關懷及鼓勵的好朋友，會是你永遠的寶物呵！

天生我才必有用——四君子湯

「『君子一言，駟馬難追』、『君子之交淡如水』、『君子有成人之美』……」使君子獨自喃喃自語著。

「我發現當君子真好！魏國的信陵君、齊國的孟嘗君、趙國的平原君、楚國的春申君，被人稱為『戰國四君子』；梅、蘭、竹、菊號稱『花中四君子』。那麼，人參、白朮、茯苓、甘草，你們就是中草藥四君子呀！因為，你們合在一起，藥性平和，堪稱君子呢！」使君子有些崇拜的對四君子說。

「你的名字也叫『君子』呀！」茯苓調侃著說。

「對呀！所以，我也想加入你們的行列，成為『五君子』如何？」使君子巴結的說。

「胡鬧！你又不是不知道，你是驅蟲藥，用於驅除蛔蟲、蟯蟲等寄生蟲，怎麼能跟我們配在一起呢！」好脾氣的人參有點兒動怒了，「中藥能隨隨便便亂配的嗎？」

「是呀！使君子，我看你是昏頭嘍！」白朮說，「我們四君子湯是補益脾胃的代表方劑，能夠健脾益氣；讓你加入，不出大亂子才怪！」

「使君子呀，你是真糊塗還是假糊塗呢？我和陳皮倒是可以加入，名為『六君』。」半夏說，「六君子湯補氣化痰，治脾弱陽虛，非常適合有濕痰者服用。」

「對呀！六君子湯再加木香和我，能利氣溫中，名『香砂六君』，你怎麼忘記了呢？」砂仁好意的對使君子說，「你還要好好認識我們才行呀！」

不料，使君子聽了之後放聲大哭。

「使君子怎麼了呢？」大家面面相覷。

「我……嗚嗚……我沒用了，我將被趕出中藥庫了……」使君子泣不成聲。

「怎麼回事呀？」甘草不解，「你是驅蟲藥，怎麼會沒有用？」

「現在的小孩子驅蟲都吃化學合成藥，誰還吃中藥呢？我又不像其他的驅蟲藥，比如南瓜子、大蒜，他們不驅蟲的話還可以食用，我除了驅蟲之外就一無是處了啦……」使君子一邊說、一邊哭。

「你還想當君子呢！我看你根本就還是小孩子。哭什麼呢！淡泊明志，寧靜致遠；用

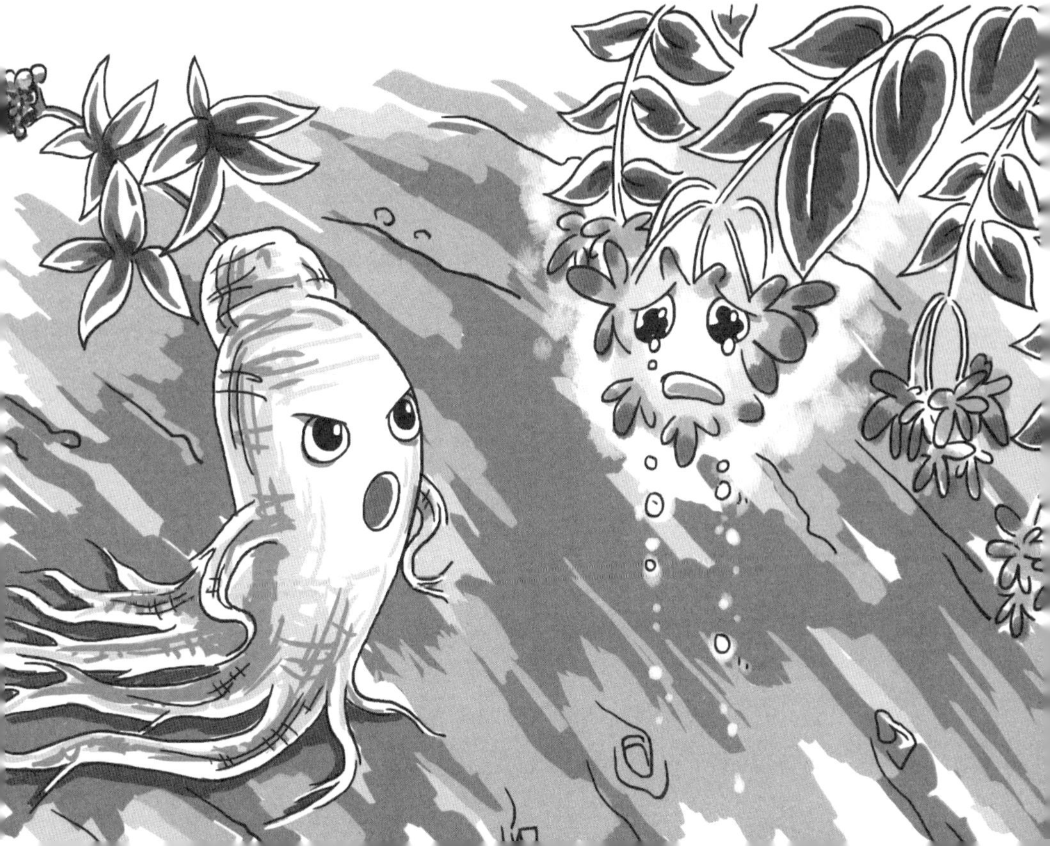

到你時你就上，用不到你時你就休息。你一定要記得，『天生我才必有用』，你是使君子，是驅蟲藥。」人參一字一句的說。

使君子聽了止住哭；「對，我是驅蟲藥！我的功用是驅蟲，我應該向君子學習，堅守職責才是，別再胡思亂想，讓人見笑呀！」

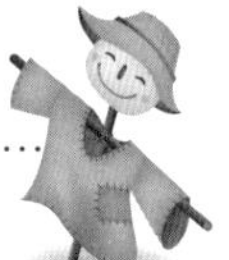

給小朋友的貼心話

「天生我才必有用」，就算再微不足道，一個人總有能幫助他人的能力；只要願意付出，便是有君子風範呵！

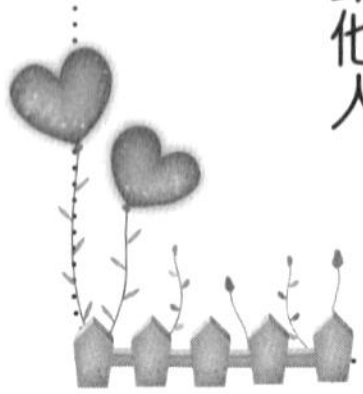

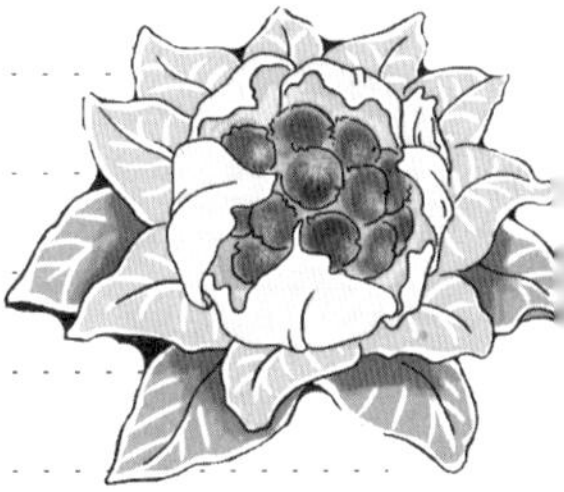

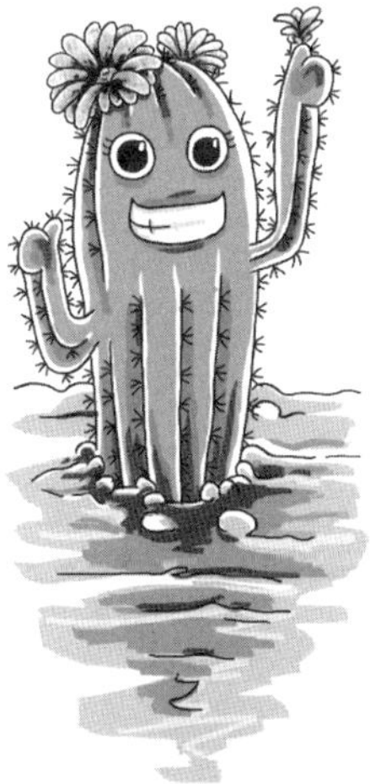

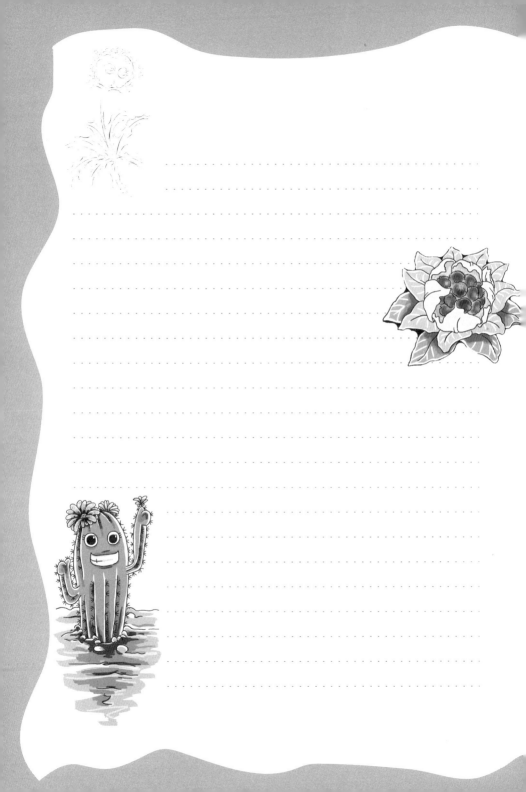

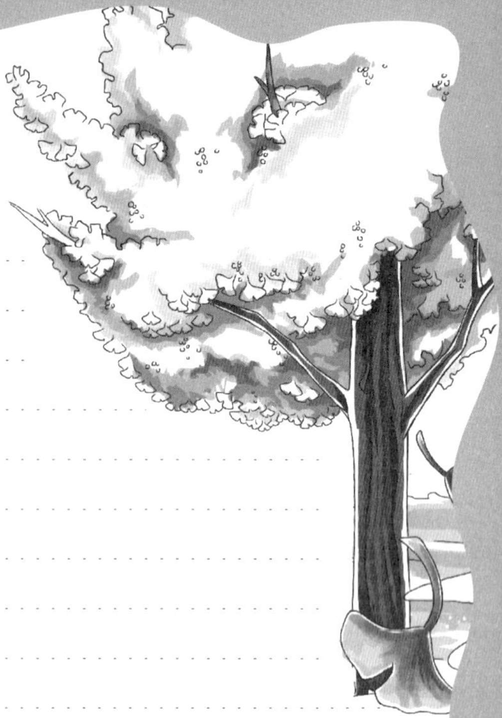

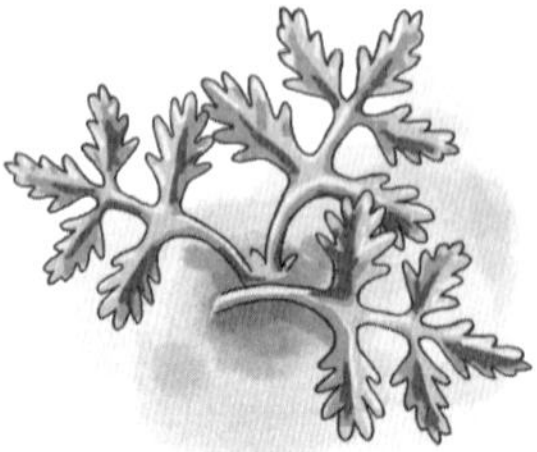

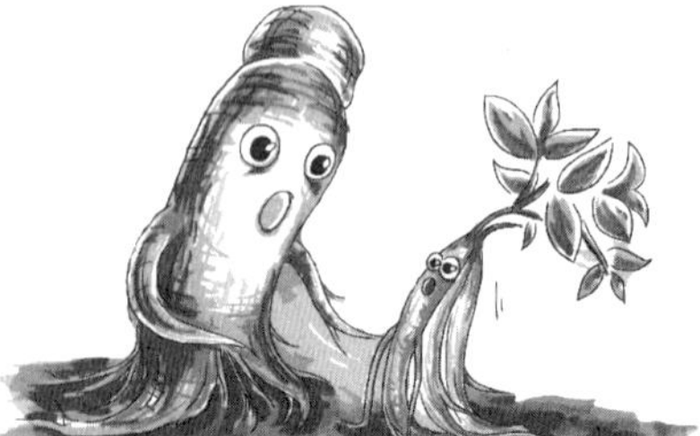

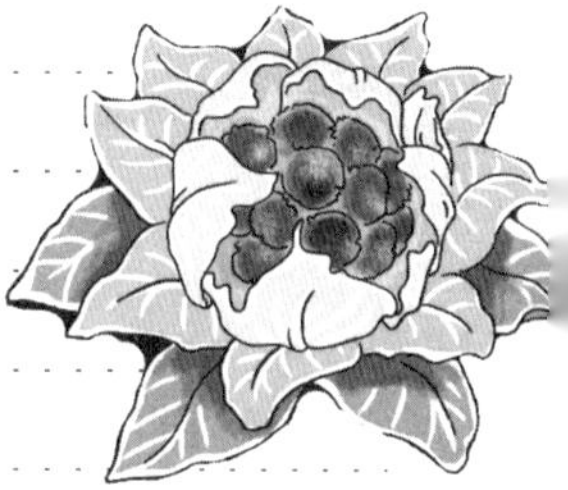

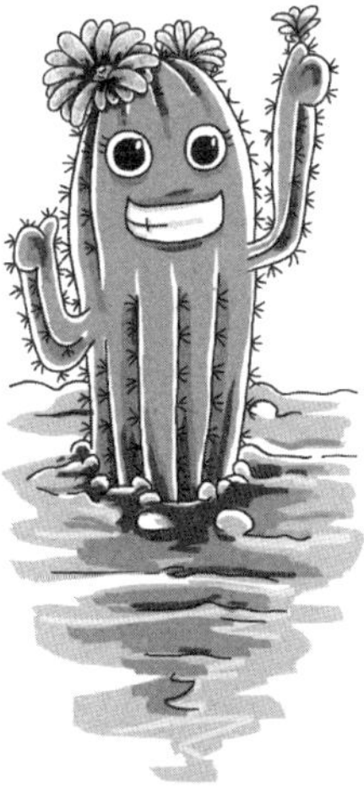

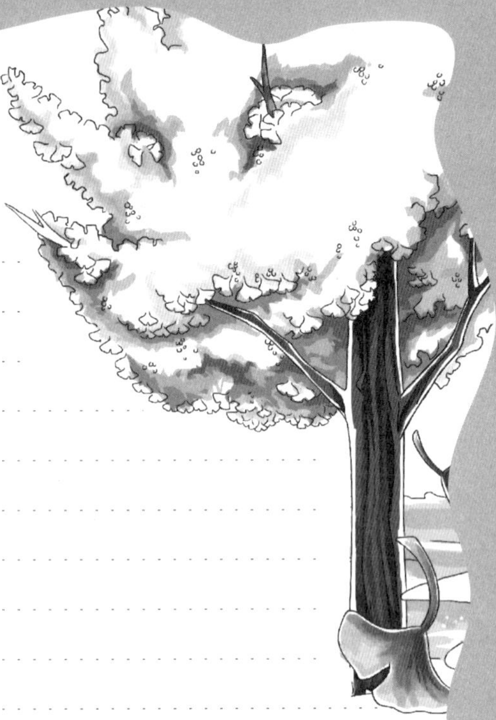

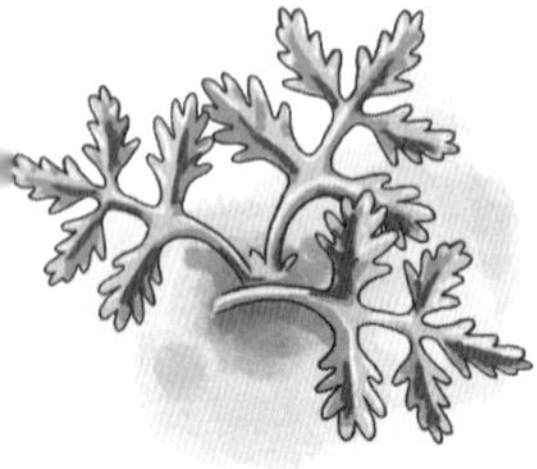

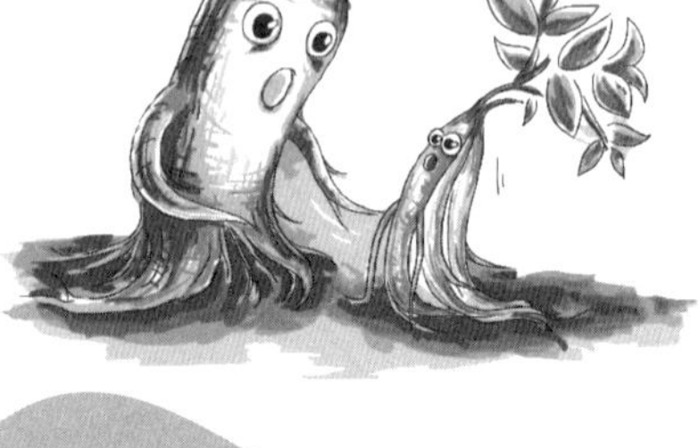

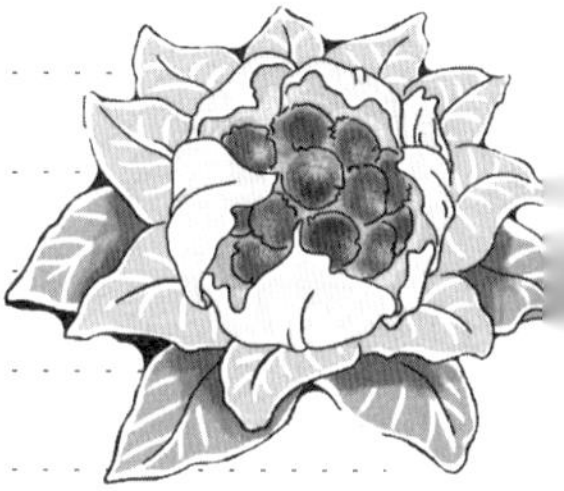

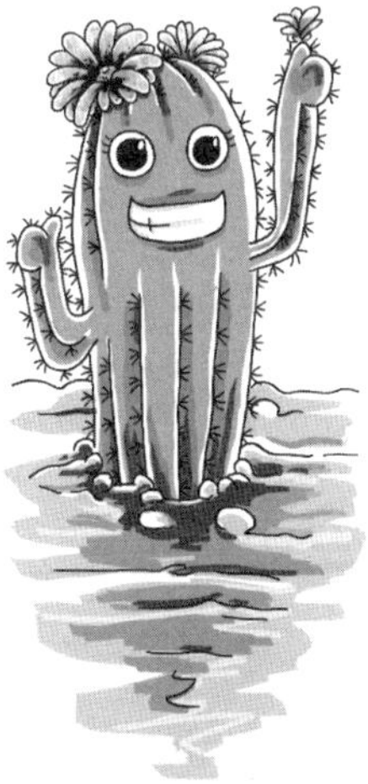

國家圖書館出版品預行編目資料

爲孩子開「醫」道門／陳麗虹／作；吳慧芬／繪—
初版.—臺北市：慈濟傳播人文志業基金會，
2013.10〔民102〕208面；15X21公分
ISBN 978-986-6644-94-8 （平裝）
1.中藥　2.中醫　3.通俗作品

414　　　　102019200

故事HOME 25

為孩子開醫道門

創辦者｜釋證嚴
發行者｜王端正
作　者｜陳麗虹
插畫作者｜吳慧芬
出版者｜慈濟傳播人文志業基金會
11259臺北市北投區立德路2號
客服專線｜02-28989898
傳真專線｜02-28989993
郵政劃撥｜19924552　經典雜誌
責任編輯｜賴志銘、高琦懿
美術設計｜尚璟設計整合行銷有限公司
印製者｜禹利電子分色有限公司
經銷商｜聯合發行股份有限公司
新北市新店區寶橋路235巷6弄6號2樓
電　話｜02-29178022
傳　真｜02-29156275
出版日｜2013年10月初版1刷
建議售價｜200元

為尊重作者及出版者，未經允許請勿翻印
本書如有缺頁、破損、倒裝，請通知我們為您更換
Printed in Taiwan

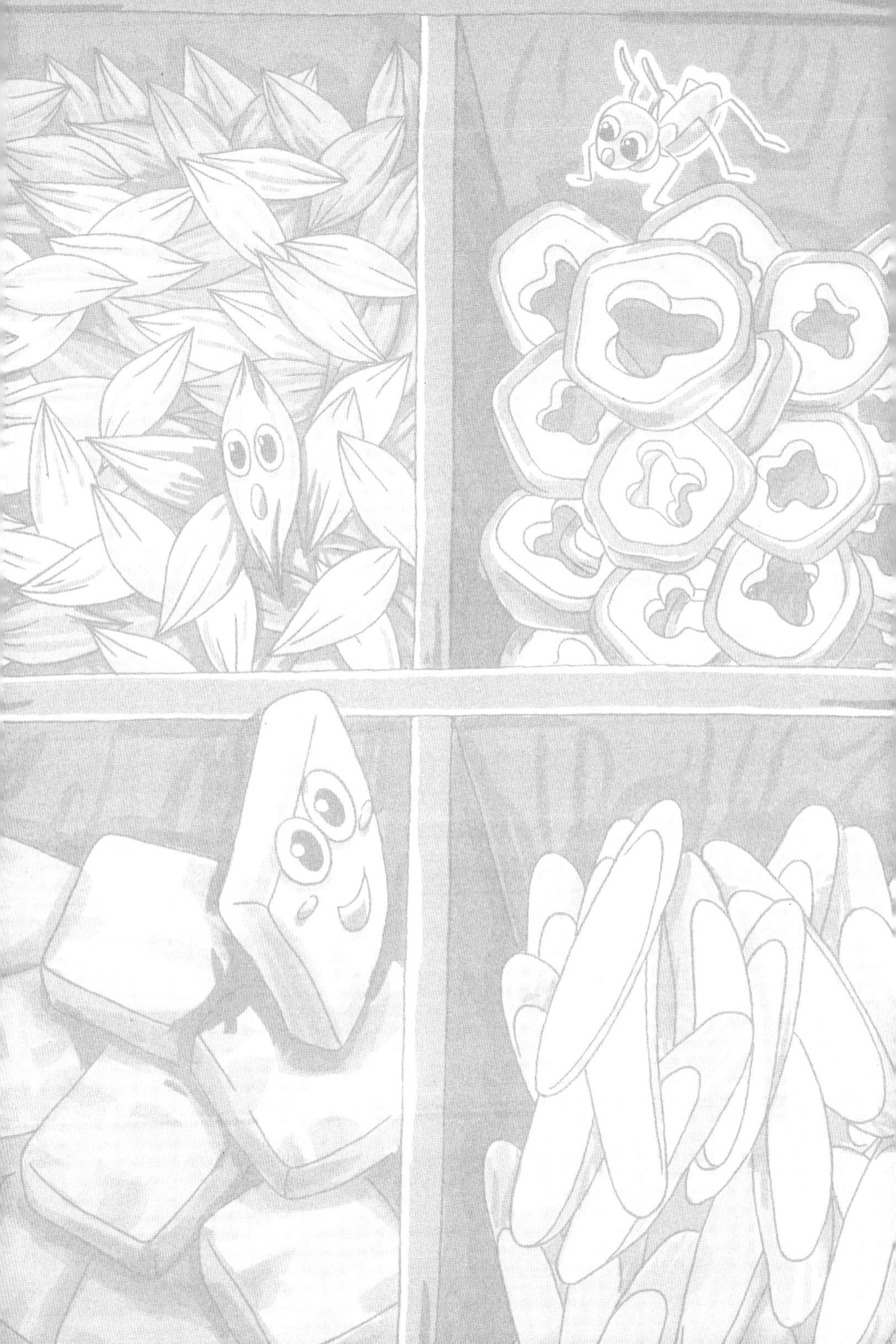

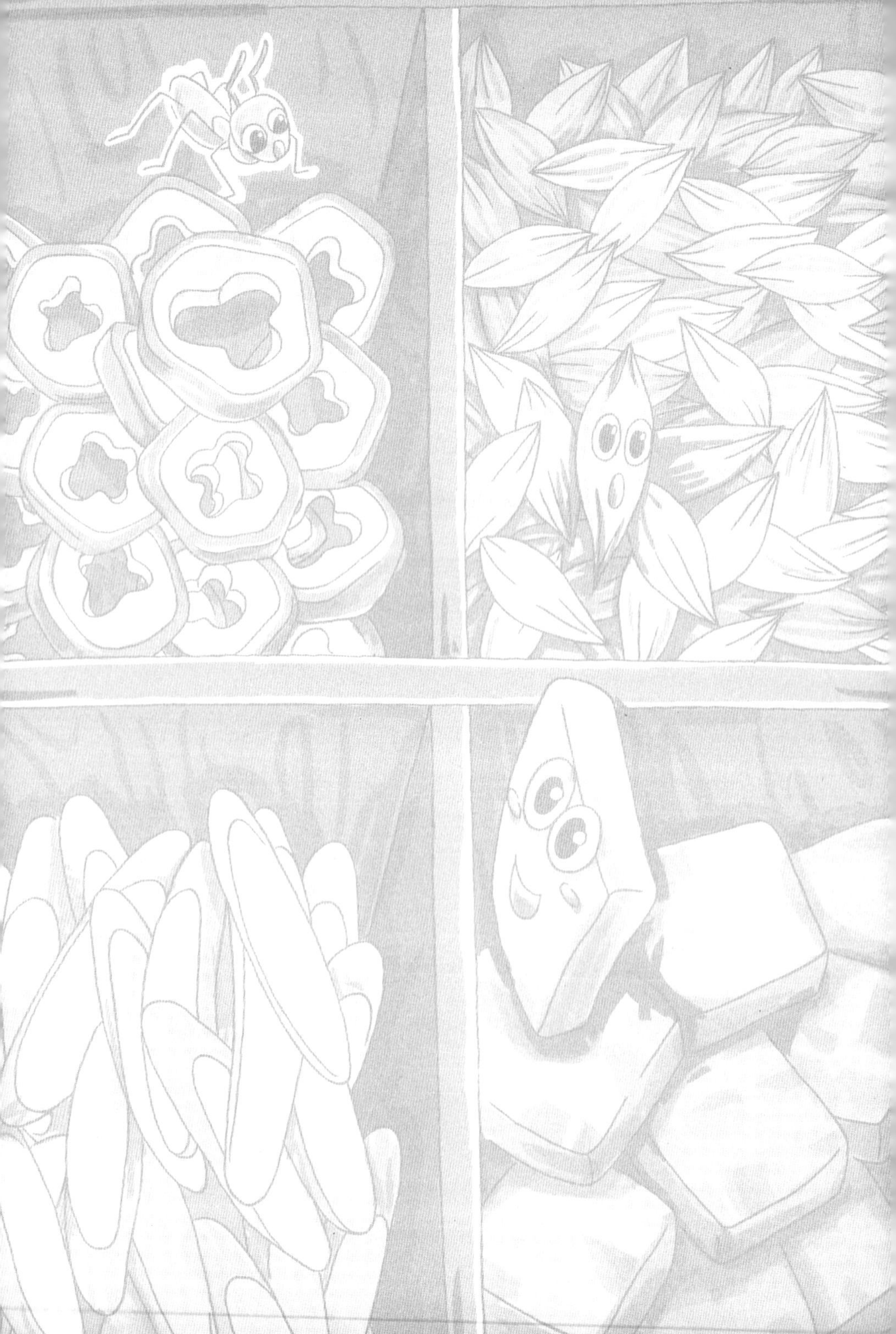

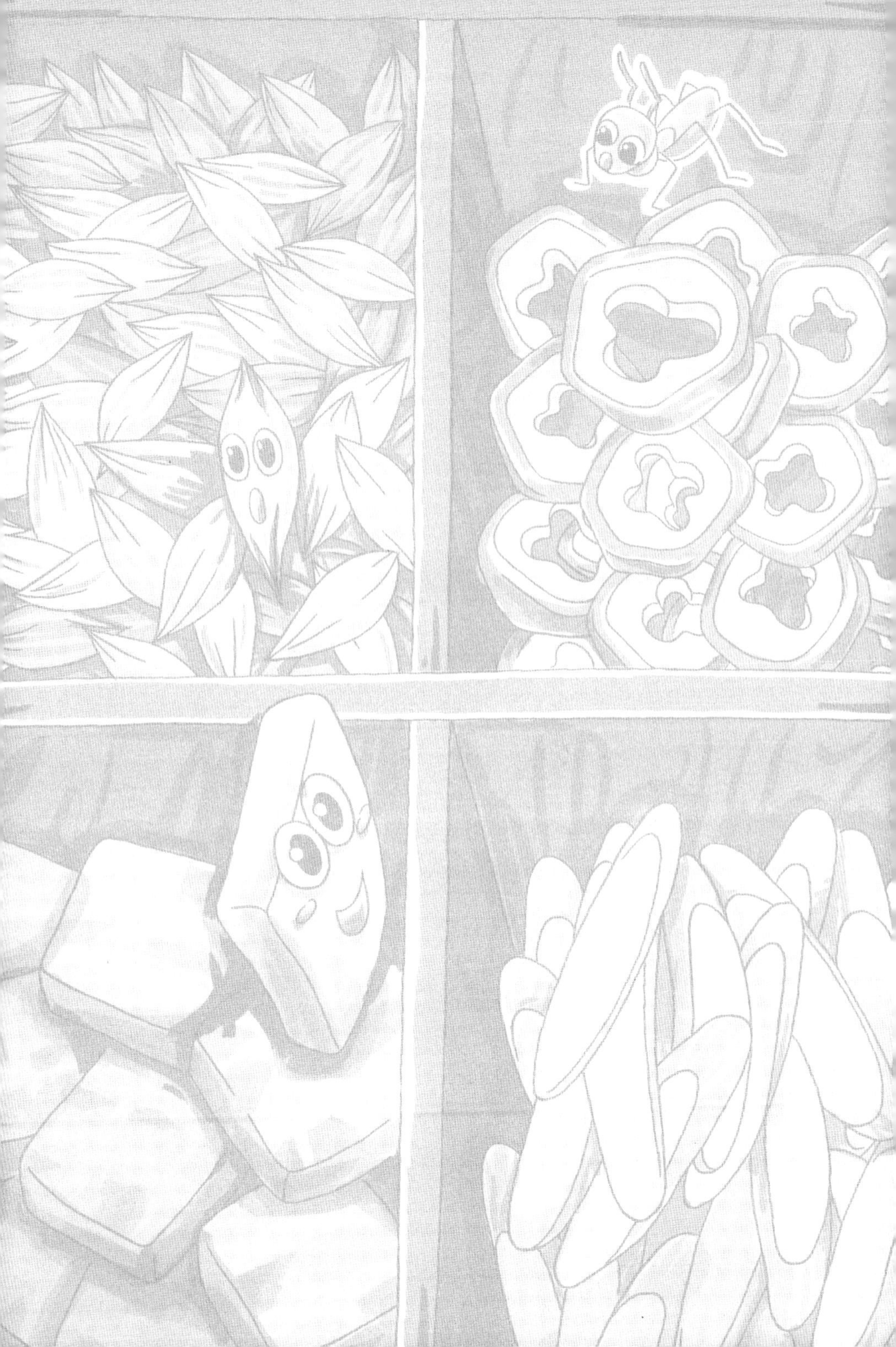

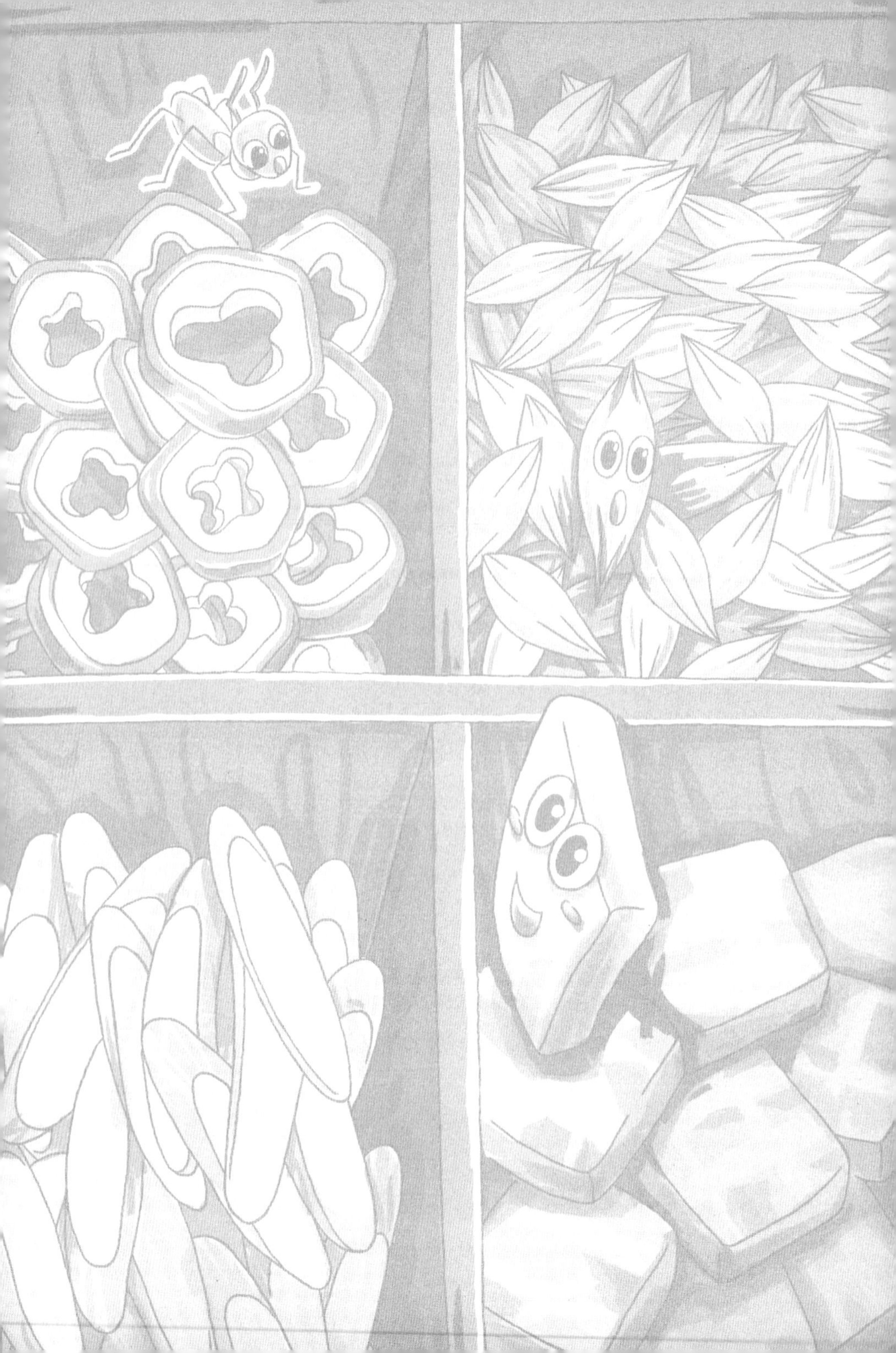